DE LA

PNEUMONIE INTERSTITIELLE

DU SOMMET DES POUMONS CHEZ LES VIEILLARDS

PAR

AUGUSTE CAVASSE

DOCTEUR EN MÉDECINE

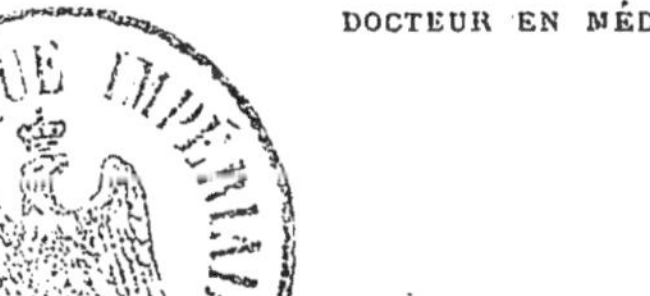

PARIS

LEFRANÇOIS, LIBRAIRE-EDITEUR

9, RUE MONSIEUR-LE-PRINCE, 9

1868

DE LA

PNEUMONIE INTERSTITIELLE

DU SOMMET DES POUMONS CHEZ LES VIEILLARDS

INTRODUCTION.

Tous les médecins qui ont eu occasion d'étudier les maladies des vieillards ont été frappés de la fréquence des altérations du sommet des poumons à cet âge. On peut considérer, en effet, comme l'exception, les cas où la partie supérieure de ces organes se présente dans un état complet d'intégrité. Très-souvent on trouve, ordinairement des deux côtés, quelquefois d'un seul, des adhérences plus ou moins considérables avec froncement et dépression de la surface pulmonaire; mais surtout on constate une induration superficielle, d'une étendue variable, constituant une espèce de plaque blanc-jaunâtre, plus ou moins épaisse, et dont la coloration tranche visiblement sur le tissu voisin. La lésion ne se présente pas toujours sous cette forme; simultanément ou séparément, on peut trouver, soit des cavernes organisées et revenues sur elles-mêmes, soit des noyaux de matière caséeuse, crétacée, calcaire et même ossiforme, bien que ce dernier cas soit de beaucoup le plus rare. Habituellement, au pourtour de l'altération, la coloration du tissu pulmonaire est très-foncée et plus prononcée que dans le reste de l'organe. Laissant de côté la plupart de ces lésions si diverses, je veux m'occuper seulement de cette induration superficielle que Rogée (1) a décrite sous le nom d'*induration chronique*, qui peut s'accompagner de *froncement* et *dépression* de la surface du poumon à ce niveau, et que l'on appelle aujourd'hui pneumonie interstitielle. « Les cas où la *pneumonie interstitielle* est très-peu intense et limitée seulement à la partie supérieure du lobe supérieur, sont tellement fréquents chez tous les vieillards indistinctement, qu'on doit les regarder comme une lésion purement sénile » (2). Cette phrase de MM. Hérard et Cornil limite nettement le sujet que j'ai l'intention de traiter.

Je me propose, dans ce travail :

1° D'étudier l'anatomie pathologique de la pneumonie interstitielle du sommet ;

2° De faire l'étiologie et la pathogénie de cette altération ;

3° D'examiner si cette lésion est capable de

(1) Rogée. Curabilité de la phthisie pulmonaire (*Arch. de méd.*, 1839.

(2) Hérard et Cornil. Phthisie pulmonaire, 1867, p. 176.

donner lieu, pendant la vie, à des symptômes qui puissent la caractériser.

Qu'il me soit permis, en commençant, d'exprimer ma reconnaissance à mon excellent maître M. le professeur Vulpian, qui a bien voulu mettre à ma disposition les observations de 6 malades de la Salpêtrière, dont j'ai pu examiner moi-même les pièces, grâce à l'obligeance de M. Liouville, interne du service. Je dois également à l'obligeance de M. Bourneville, interne à l'hospice de la Salpêtrière, d'avoir examiné les poumons d'une femme morte dans le service de M. Charcot.

J'ai trouvé à la salle d'autopsie de l'hôpital de la Pitié, 2 malades ayant succombé dans le service de M. le Dr Gallard, et qui présentaient aussi au sommet des poumons une altération de même nature. C'est en m'éclairant de l'analyse de ces 9 observations et des détails signalés par les auteurs, dont j'aurai souvent l'occasion de citer les noms dans le courant de ce travail, que je vais tâcher de décrire l'inflammation chronique interstitielle du sommet des poumons.

CHAPITRE PREMIER.

ANATOMIE PATHOLOGIQUE.

La lésion du sommet des poumons, dans les cas de pneumonie interstitielle simple, semble se rapporter toujours à la même forme anatomique ; on sait qu'il n'en est pas de même dans les cas de pneumonie se développant autour de foyers tuberculeux, gangréneux, de kystes hydatiques, etc., etc. ; alors on peut rencontrer les diverses formes d'altération pulmonaire que l'on trouve dans les cas de pneumonie chronique lobaire simple, c'est-à-dire l'hépatisation rouge et l'hépatisation jaune. Mais le plus communément toutefois, dit M. Charcot (1), c'est l'induration grise, ardoisée, granulée, et surtout l'induration plane qu'on rencontre.

Caractères extérieurs. — L'induration superficielle constitue une espèce de plaque, dont le diamètre varie depuis 1 centimètre environ jusqu'à 5 cent. 1|2 à peu près, dont l'épaisseur est de 1 millimètre à 2 centimètres, le plus souvent de 4 à 6 millimètres (2). Ces plaques sont ordinairement plus épaisses à leur centre que partout ailleurs ; leurs

(1) Charcot. De la pneumonie chronique, 1860, p. 62.
(2) Rogée, loc. cit.

bords s'amincissent insensiblement, de manière qu'elles ne sont pas nettement circonscrites. Quelquefois il y a *dépression* et même *froncement* de la surface. Les adhérences à ce niveau ne sont pas constantes, comme on pourrait le croire, même lorsque la plèvre qui les recouvre est altérée. Rogée les a vues manquer dans les deux septièmes des cas.

Le feuillet viscéral de la plèvre présente des modifications importantes : tantôt à peine épaissi, il forme comme une toile d'une teinte légèrement laiteuse (obs. 1 et 2) ; d'autres fois, l'épaississement est beaucoup plus considérable, il atteint de 4 à 5 millimètres et même plus (obs. 5) ; dans ce cas, la séreuse a une coloration d'un blanc jaunâtre, d'aspect cartilagineux, bien que ne présentant jamais les cellules caractéristiques (1). Il est assez fréquent de constater à la surface des saillies mamelonnées variant de la grosseur d'une tête d'épingle (obs. 3, 4), à celle d'un pois, et même davantage. Enfin, dans certains cas, on constate une crétification plus ou moins étendue (obs. 5, 6). Il n'est pas très fréquent de trouver, dans l'épaisseur même de la plèvre épaissie, des ramifications vasculaires visibles à l'œil nu (obs. 7) ; elles sont ordinairement situées sous la séreuse et rampent à la surface du tissu sclérosé.

La plèvre est assez adhérente, et quand on essaye de l'enlever, on entraîne avec elle une faible quan-

1) Hérard et Cornil, loc. cit., p. 172.

tité de tissu pulmonaire; on tombe alors sur une surface grisâtre, légèrement irrégulière et parsemée de taches brunes dues à des dépôts de pigment. La consistance de ce tissu est ferme; à la coupe, il résiste au scalpel, et la surface de section est lisse, peu humide, pouvant cependant laisser échapper, à la pression, une faible quantité de sérosité sanguinolente; mais habituellement, la vascularité est peu prononcée. Le tissu malade est dense, imperméable, résiste à l'enfoncement avec l'ongle et, plongé dans l'eau, il gagne le fond du vase. La coloration de la coupe est d'un gris ardoisé, marbrée de taches brunes ou même noires. Souvent, on ne voit pas, sur la surface de section, d'intersections fibreuses bien accentuées; mais, d'autres fois, on constate très-bien, surtout à la loupe, la présence de lignes blanchâtres, circonscrivant des espaces plus ou moins réguliers et plus ou moins grands. Ces lignes sont le résultat de l'hypertrophie du tissu connectif qui sépare les lobules primitifs et les lobules secondaires. La coupe montre de plus que dans l'intérieur du poumon, le tissu sclérosé forme un relief sur le tissu sain.

Examen microscopique. — Sur les coupes de la plèvre on trouve un tissu fibreux contenant des fibres lamineuses et élastiques, beaucoup de noyaux de tissu conjontif et des vaisseaux sanguins dont les parois sont très-notablement épaissies (1). A

(1) Hérard et Cornil, loc. cit., p. 172.

l'état frais, on trouve de plus des granulations graisseuses en plus ou moins grande abondance, qui disparaissent en presque totalité après durcissement dans l'acool ou l'acide chromique.

Nous avons vu que, assez souvent, on rencontre sur la surface de la plèvre des saillies plus ou moins volumineuses; quand on incise ces mamelons, on constate qu'ils sont formés par des épaississements partiels de la séreuse: ce sont de petits fibrômes tout à fait comparables à ceux que l'on rencontre sur le foie, sur la rate, dans les cas de périsplénite, et qui sont très-fréquents chez les vieillards. D'après M. Vulpian (1), ces petits fibrômes, qui ont l'aspect cartilagineux, sont formés par un *tissu kératoïde,* c'est-à-dire analogue au tissu de la cornée. A l'examen microscopique, on trouve une substance intercellulaire homogène, avec des noyaux de tissu conjonctif relativement rares, et ordinairement il y a peu de fibres élastiques. Ces tumeurs sont généralement peu vasculaires; pourtant on y trouve quelquefois un nombre assez considérable de vaisseaux. On ne sait rien des lymphatiques; dans la plupart des cas on n'a pas trouvé de nerfs, mais il est probable que ces recherches n'ont pas été suffisamment poursuivies. Le développement de ces fibrômes se fait de la façon suivante: sous l'influence d'une irritation, les cellules du tissu connectif se multiplient peu relativement, et cette mul-

(1) Vulpian. Cours de la Faculté de médecine de Paris, 23 juin 1868.

tiplication est accompagnée d'augmentation considérable du tissu intercellulaire homogène ou fibrillaire, ce dernier résultant d'une division des couches qui constituent le tissu homogène. Les vaisseaux se développent aussi dans certains cas, d'une façon exagérée, relativement aux vaisseaux du tissu voisin.

Les épaississements pleuraux peuvent subir la dégénération graisseuse; ce fait était bien évident sur une préparation microscopique qu'a bien voulu me montrer M. Liouville et où nous avons pu suivre la marche de l'altération. Au centre de certaines cellules, nous avons constaté quelques granulations graisseuses très-fines, devenant de plus en plus nombreuses à l'intérieur de cellules voisines et finissant par en distendre considérablement d'autres, où l'on distinguait cependant encore très-nettement la membrane et le noyau. Outre cette dégénération graisseuse, le tissu peut aussi être envahi par la dégénérescence calcaire simple (obs. V, VI); à l'examen microscopique, on trouve les sels calcaires sous forme de granulations noires disparaissant sous l'influence de l'acide chlorhydrique.

Dans le tissu pulmonaire, le processus est analogue à celui des fibrômes de la plèvre ; il y a prolifération des cellules de tissu connectif, prolifération relativement peu intense et accompagnée d'augmentation considérable du tissu intercellulaire. J'ai cependant rencontré plusieurs fois dans mes préparations microscopiques et surtout dans les points du tissu sclérosé qui avaient une teinte un peu plus pâle que le reste de l'altération, des accumulations assez considérables de noyaux et de petites cellules, ressemblant tout à fait à ce que M. Robin a décrit sous le nom de *cytoblastions* (variétés cellule et noyaux libres). Une de ces préparations a été dessinée par mon ami Rozan; on peut voir (fig. 3) les éléments disposés principalement autour d'un vaisseau et s'étendant de là assez loin; ils n'ont pas été tous figurés. Le dessin montre de plus ces noyaux et petites cellules séparés par des fibres élastiques, au milieu desquelles se trouvent aussi des accumulations pigmentaires; (cette préparation a été faite après durcissement dans l'alcool et traitée par la glycérine et l'acide acétique). M. Vulpian qui a bien voulu l'examiner ne croit pas que cet amas de noyaux et de cellules soit le résultat d'une granulation tuberculeuse. La lésion la plus importante, celle qui caractérise la pneumonie interstitielle, c'est l'épaississement des cloisons des alvéoles pulmonaires et des parois interlobulaires. Ce tissu connectif, mou et très-vasculaire au début (1), subit plus tard un ratatinement et est transformé en un tissu calleux, dépourvu de vaisseaux; c'est à cette dernière période que l'épaississement des cloisons est devenu tel que toutes les cavités alvéolaires sont effacées dans certains points; les cloisons primitives

(1) Niemeyer. Traité de pathol. int. et de thérap., 1868, t. I, p. 233.

ne sont plus indiquées alors, à l'examen microscopique, que par la disposition des vaisseaux et par la pigmentation qui s'est faite autour d'eux (1). Un fait important à signaler, c'est que c'est autour des bronches et des petits vaisseaux que la végétation nouvelle de tissu conjonctif et le dépôt de pigment sont le plus abondants (2).

Dans l'intérieur des alvéoles, se rencontrent en nombre variable des éléments sphériques plus ou moins déformés, envahis par des granulations noires, c'est ce que l'on voir (fig. 4); ce sont des cellules épithéliales ou des leucocytes remplis de granulations pigmentaires; et à côté, des corps plus petits, à bords très-réfringents; ce sont des granulations graisseuses. On peut remarquer de plus que les parois des alvéoles sont deux ou trois fois plus considérables qu'à l'état normal, et qu'entre les fibres du tissu connectif se trouvent quelques granulations pigmentaires.

Observation Ire.

La nommée B..., âgée de 77 ans, est admise à la Salpêtrière le 18 décembre 1867. Cette femme entre plusieurs fois à l'infirmerie, dans le service de M. Vulpian, pour des attaques de coliques hépatiques.

Reçue de nouveau, il y a quelques jours, à la salle Saint-Jean, n° 22, on constate, à l'examen de la poitrine, les phénomènes suivants : thorax déformé; à l'auscul-

(1) Hérard et Cornil, loc. cit., p. 175.
(2) Hérard et Cornil, p. 173.

tation, râles sonores peu abondants avec quelques râles muqueux aux deux bases et dans toute la hauteur des poumons, en avant et en arrière. L'expectoration est peu abondante; rien au cœur ; la malade dit n'avoir jamais eu d'œdème. On diagnostique un emphysème pulmonaire.

Autopsie le 7 mai 1868. — J'indique très-sommairement les détails nécroscopiques relatifs à la cavité abdominale : canal cholédoque très-dilaté au niveau de l'ampoule de Vater; gros calcul arrêté en ce point. Dans l'intérieur même de la substance du rein droit, est logé un calcul de plus petite dimension. Restes de péritonite ancienne au niveau du côté droit de la face inférieure du foie, où se trouvent des brides fibreuses très-fortes.

Voici ce que l'on constate dans la cavité thoracique :

Poumon droit. — Le sommet ne présente pas d'adhérences ; mais à sa surface et à la partie interne, on trouve une lame transversale, grisâtre, avec marbrures noires, très-superficielle et légèrement déprimée. Cette lame, longue de 1 cent. et demi environ, ayant de 5 à 8 millimètres au niveau de sa plus grande largeur, est nettement séparée du tissu voisin qui est entouré de saillies emphysémateuses. A la loupe, on voit nettement, à la surface de la plaque, quelques-unes de ces bosselures. De cette lame, part se dirigeant en dehors, une sorte de traînée formée du même tissu. Le feuillet viscéral de la plèvre n'est pas sensiblement épaissi.

A la coupe, le tissu résiste au scalpel ; la surface de section est lisse, humide, d'un gris cendré avec taches brunes. La loupe permet d'y constater l'ouverture de quelques capillaires, et, par la pression, on fait sortir une petite quantité de sang ; de plus, on aperçoit la coupe de quelques bronchioles. Il n'existe pas de tractus fibreux bien accusés au niveau des sillons interlobulaires. La ligne de séparation du tissu sain et du tissu morbide est très-irrégulière. A la face profonde de ce dernier, existent des noyaux séparés par du tissu emphysémateux. Les îlots de substance indurée les plus volumineux ont à peine 3 à 4 mill. de profondeur, résistent à l'enfoncement avec l'ongle, ne sont pas crépitants et plongent rapidement au fond de l'eau.

Dans le sillon qui sépare le lobe moyen du lobe supérieur, existe un petit noyau crétacé de la grosseur d'une lentille. Congestion intense du lobe inférieur; emphysème de tout le poumon.

Poumon gauche. — Pas d'adhérences au sommet où l'on trouve une légère induration tout à fait semblable à celle du poumon droit; de plus, petite nodosité crétacée.

Congestion à la base avec noyaux de pneumonie catarrhale.

Observation II.

Le 10 mai 1868, à l'autopsie d'un homme âgé de 49 ans, mort de pneumonie, dans le service de M. le docteur Gallard, à la Pitié (1), je trouvai les lésions suivantes :

Poumon gauche. — Adhérences pleurales très-nombreuses; la plèvre est considérablement épaissie et recouvre la face externe du poumon dans presque toute la

(1) Je dois à l'obligeance de mon ami Fioupe d'avoir examiné les pièces qui font le sujet de cette observation, ainsi que celles de l'observation IX.

hauteur; le lobe inférieur est atteint d'hépatisation rouge.

Le sommet offre quelques adhérences très-faibles et circonscrites. Il est d'une coloration rosée, sillonné par deux bandes transversales, froncées et légèrement déprimées, l'une antérieure, l'autre postérieure. La bande antérieure, longue de 3 à 4 cent., et large de 1 cent. environ est d'un brun grisâtre avec quelques taches laiteuses; on n'aperçoit pas de ramifications vasculaires à sa surface. La coupe montre que la couche la plus superficielle (1 à 2 mill. à peine) de la substance pulmonaire est seule atteinte, et que les taches d'apparence laiteuse sont dues à des épaississements partiels du feuillet viscéral de la plèvre. Le tissu du poumon, à ce niveau, a une coloration grise; il est manifestement induré et ne crépite plus. La bande postérieure, située à 2 cent. environ en arrière de la première, est plus petite, très-superficielle aussi et présente identiquement les mêmes caractères.

Poumon droit. — Adhérences très-nombreuses et anciennes de la plèvre aux parois thoraciques; congestion de tout l'organe; rien au sommet.

Reins. — Diminués de volume; leur surface est inégale et mamelonnée; leur tissu est décoloré.

Observation III.

La nommée G..., âgée de 83 ans, ancienne blanchisseuse, meurt de faiblesse sénile, le 15 mai 1868, dans le service de M. Vulpian, à la Salpêtrière.

Cette malade est entrée une première fois à l'infirmerie, le 17 février 1868. A cette époque, on constate de la submatité à droite et en arrière, mais pas de râles crépitants ni de souffle; démence sénile. Elle sort dans le même état, le 4 avril.

La malade rentre un mois après. A ce moment, faiblesse sénile, eschares au sacrum; elle est gâteuse. Battements du cœur tumultueux; peut-être souffle au premier bruit. Mort le 15 mai.

Autopsie. Poumon droit. — Poids 350 grammes; le sommet présente quelques adhérences assez bien circonscrites et qui paraissent anciennes. Tout à fait à la partie supérieure, se trouve une plaque d'un blanc jaunâtre, longue de 4 à 5 centimètres, large de 1 1/2 à 2 centimètres environ, présentant à sa surface de petites saillies mamelonnées, de la grosseur d'une tête d'épingle, d'une coloration analogue à celle de la plaque, et n'offrant aucun des caractères de la granulation grise. Outre ces saillies, on aperçoit par transparence des taches brunes de dépôts pigmentaires. La plaque est limitée elle-même par une ligne noire, due à une accumulation de pigment qui se trouve là en plus grande quantité que dans le reste du poumon.

A la coupe, le tissu, qui a une épaisseur de 1 centimètre environ, présente une coloration d'un gris ardoisé, marbré de taches plus foncées. La surface de section est plane, non granuleuse, parcourue par quelques tractus cellulo-fibreux peu apparents; on y aperçoit l'ouverture d'un petit nombre de bronchioles et de rares vaisseaux sanguins. Pressé entre les doigts, ce tissu très-manifestement induré résiste à l'enfoncement avec l'ongle; il est dense, imperméable, ne crépite pas; plongé dans l'eau il tombe rapidement au fond du liquide.

La plèvre offre un épaississement de 1 à 2 millimètres,

et des coupes pratiquées au niveau des saillies que nous avons trouvées à la surface montrent d'une façon très-nette que ces mamelons sont le résultat d'hypertrophies partielles du feuillet viscéral de la séreuse. La ligne de démarcation entre le tissu induré et le tissu pulmonaire sain est bien manifeste; on ne trouve sur la limite ni bronche ni vaisseau dont le trajet paraisse interrompu. (Voir fig. 1).

A la face externe du lobe moyen, on aperçoit une petite saillie d'un blanc grisâtre, située immédiatement sous la plèvre. Il y a de la congestion à la base; le reste du poumon présente de l'emphysème avec œdème.

Poumon gauche. — Son poids est de 450 grammes; adhérences au niveau du sommet, qui est occupé par une plaque transversale dont les dimensions sont un peu plus grandes que celles de la plaque du sommet droit. Les caractères extérieurs sont les mêmes, sauf la présence de vascularisations très-fines de vaisseaux étoilés, et l'absence de saillies mamelonnées. Quand on détache le feuillet viscéral de la plèvre, ce qui se fait plus facilement que pour le côté opposé, on peut se convaincre que ces petits vaisseaux sont situés immédiatement sous lui et rampent à la superficie du poumon.

A la coupe, même aspect que dans le cas précédent. Le tissu plongé dans l'eau tombe lentement au fond du vase, tandis que celui qui est pris immédiatement à côté surnage.

A la face externe du lobe inférieur et à la superficie de ce lobe, on trouve un noyau induré, de la grosseur d'une cerise, offrant au centre une coloration rouge, et sur les bords une coloration grisâtre qui se voit à la surface pleurale où la base est plus large; en un mot c'est un infarctus. Dans le reste du poumon, emphysème avec œdème.

Cœur. — Condylômes sur les nodules de Morgagni ; légère insuffisance aortique.

Observation IV.

La nommée G..., âgée de 74 ans, ancienne matelassière, entre le 24 mars 1868, à l'infirmerie de l'hospice de la Salpêtrière, dans le service de M. Vulpian. Cette femme, couchée au n° 23 de la salle Saint-Mathieu, se plaint d'éprouver depuis trois mois, une grande faiblesse avec perte d'appétit ; elle tousse depuis trois ans, surtout pendant l'hiver ; oppression facile depuis cette époque.

L'auscultation de la poitrine permet de constater l'existence de râles sonores et ronflants ; les battements du cœur sont réguliers ; pas de bruits anormaux.

25 mars. On ne trouve que des signes de bronchite.

6 mai. Rien de net à la poitrine ; le murmure vésiculaire est diminué en certains points, augmenté en d'autres où il y a presque du souffle.

Le 23. Mort par inanition à 6 heures du soir. Cette femme s'est obstinée à ne pas manger.

Autopsie. — Rien de particulier à noter, au point de vue qui nous occupe, dans les organes autres que ceux contenus dans la cavité thoracique.

Poumon gauche. — Poids 540 grammes. Le sommet adhère aux parois thoraciques ; des adhérences semblables s'observent au niveau du diaphragme et entre les lobes ; elles paraissent récentes. Il y a un peu de sérosité dans la cavité pleurale. Emphysème du bord tranchant et de la partie inférieure du lobe supérieur. Les deux tiers inférieurs du poumon sont indurés et offrent les caractères de l'atélectasie en certains points, de la pneumonie catarrhale en d'autres. Les petites bronches laissent échapper du muco-pus en assez grande abondance. On ne trouve de tubercules ni dans le tissu pulmonaire, ni dans les ganglions.

Le sommet du poumon présente une plaque blanchâtre qui en occupe presque toute la largeur. La coloration n'est pas uniforme; rosée par places, ce qui tient à ce que certains lobules pulmonaires n'ont pas été envahis par l'altération, elle est, au contraire, en d'autres endroits, d'un gris brunâtre, parsemée de taches noires dues à un amas plus considérable de pigment en ces points. Cette accumulation devient surtout énorme à la partie inférieure et antérieure de la lésion. A la partie supérieure et externe, on remarque aussi un petit noyau de tissu fibreux entouré d'un cercle pigmentaire.

Ces divers détails se voient bien sur le dessin que je dois au crayon de mon ami Rozan. On peut voir, en outre, en un point de la surface pleurale, un groupe de saillies de la grosseur d'une tête d'épingle et d'une coloration blanc jaunâtre; sous la plèvre épaissie rampent quelques vaisseaux capillaires (fig. 2).

Une section est pratiquée dans le sens de l'axe vertical, qui divise la partie indurée en deux moitiés à peu près égales, l'une antérieure, et l'autre postérieure. Le tissu résiste et crie sous le scalpel. La surface de section est humide et plane, s'étend dans le tissu pulmonaire, à une profondeur de 1 cent. 1/2 environ; sa coloration d'un gris ardoisé n'est pas uniforme; on y remarque des îlots blanc-grisâtres. Cette surface est sillonnée par des tractus cellulo-fibreux qui circonscrivent des espaces plus ou moins réguliers, répondant bien évidemment aux lobules du poumon, primitifs et secondaires; quelques rares vaisseaux capillaires sont situés dans l'épaisseur de ces cloisons. On aperçoit la coupe de bronchioles, dont le calibre est peut-être un peu plus grand qu'à l'état normal. De la partie interne de la plaque, à la limite de la portion indurée et du tissu sain, part un vaisseau relativement considérable qui, après un trajet de quelques millimètres dans l'épaisseur même de la substance sclérosée, diminue successivement de volume, se rend sous la plèvre et donne là les ramifications que nous avons signalées précédemment.

Le tissu morbide est imperméable, résiste à l'enfoncement, et, plongé dans l'eau, tombe rapidement au fond du liquide. Diverses coupes pratiquées au niveau des saillies, constatées sur la surface de la plèvre, permettent de s'assurer que ces mamelons sont dus à des épaississements partiels de la séreuse.

Poumon droit. — Poids, 560 grammes; adhérences au niveau du bord postérieur, de la face externe et du sommet; emphysème du bord tranchant. A la base, lésions semblables à celles signalées pour le poumon gauche; pas de tubercules.

Le sommet a la même coloration que le gauche, mais les taches pigmentaires y sont en moins grande quantité. En promenant le doigt sur cette partie de la surface pulmonaire, on perçoit une résistance anomale. La partie interne présente un froncement avec dépression, qui est le résultat de la présence de lignes cellulo-fibreuses très-superficielles, n'aboutissant à aucune nodosité, sans bronche ni vaisseau coupé ou oblitéré à ce niveau. Au-dessous de ces lignes, en un mot, le tissu est normal. Il en est une de 4 à 5 centimètres de longueur, qui est comme le centre d'où partent en rayonnant les autres, moins longues et moins accentuées. Sous la plèvre épaissie rampent quelques vaisseaux capillaires.

A la coupe, mêmes caractères de coloration, d'imperméabilité, etc., que pour l'autre poumon; mais il est une particularité qu'il est bon de signaler : la plaque n'a pas la même épaisseur dans toute son étendue et, à sa partie interne, cette épaisseur n'est que de quelques millimètres. C'est là que se trouve un vaisseau assez volumineux, dont la moitié supérieure seule de la coupe est envahie par la sclérose, tandis que la moitié inférieure est entourée par du tissu pulmonaire encore sain. On trouve, à côté de ce vaisseau, une bronche d'un calibre à peu près égal, et qui est entourée complétement par l'altération.

Observation V.

La nommée G..., âgée de 81 ans, journalière, entre à l'infirmerie de la Salpêtrière, dans le service de M. Vulpian, le 19 juin 1868, et y meurt deux jours après de pneumonie.

Nécropsie.—Je passe sous silence les détails relatifs aux viscères abdominaux et à l'encéphale.

Poumon droit. — Poids 770 grammes ; adhérences considérables de la plèvre aux parois costales, surtout au sommet qui est transformé en une masse dure, offrant l'aspect de la pneumonie chronique. La section montre des bronches dilatées, à parois rigides, quelques-unes des divisions un peu dures, envahies probablement par de la matière calcaire. De cette masse, partent des traînées résistantes, blanches, qui vont le long du bord convexe; au milieu de ces traînées, on remarque des vacuoles formées par des bronches dilatées. Dans les lobes inférieur et moyen, pneumonie granulée et lobulaire très-marquée (1er et 2e degré). Sous la plèvre, on trouve de petits îlots de granulations fines, un peu grisâtres, au milieu de masses pigmentées.

Les ganglions bronchiques sont hypertrophiés, assez durs à la coupe et laissant voir quelques îlots granulés, grisâtres. Un de ces ganglions a ulcéré une bronche de deuxième ordre, en forme la paroi, et au milieu se voit une petite masse caséeuse. Pas de liquide dans la cavité pleurale.

Poumon gauche. — Poids 400 grammes; adhérences au sommet et au niveau des sillons interlobaires; emphysème de tout le poumon qui offre à la coupe un aspect grisâtre, mais sans dureté, et qui laisse échapper une sérosité spumeuse très-abondante; congestion à la base. A la face externe du lobe inférieur et immédiatement sous la plèvre, est un petit noyau d'un gris cendré avec commencement de dégénération calcaire au centre.

Le sommet est envahi par une plaque de 3 à 4 centimètres environ de longueur, de 1 cent. 1/2 à 2 cent. de largeur, faisant saillie au-dessus de la surface pulmonaire et séparée de celle-ci, dans sa circonférence, par une ligne noire déprimée. La limite formée par cette ligne presque circulaire, est bien nette; en dehors d'elle, les lobules pulmonaires sont rosés, nettement limités et parfaitement sains; pourtant, à gauche de la ligne et à 2 centimètres environ en dehors, existe une petite surface déprimée, occupant la largeur de deux lobules, d'un gris noirâtre, au centre de laquelle se trouve une tache grosse comme une lentille, de couleur jaunâtre; on y voit aussi par transparence quelques vaisseaux capillaires et, un peu plus bas, une traînée celluleuse parcourue par un vaisseau assez volumineux.

La grande plaque qui coiffe le sommet n'a pas une coloration uniforme. D'un blanc jaunâtre dans sa moitié supérieure, où elle a une consistance fibro-cartilagineuse, elle est au contraire gris cendré dans sa moitié inférieure où l'on remarque aussi quelques petites taches jaunâtres, analogues aux précédentes. Au niveau de cette moitié inférieure, on voit par transparence des vaisseaux capillaires nombreux.

A la partie inférieure de la plaque se trouve une surface à peu près d'égale étendue, colorée en noir par du pigment, et avec aspect légèrement laiteux de la plèvre viscérale, à ce niveau. On constate, à la coupe, un épaississement considérable de la plèvre (4 à 5 millimètres environ en certains points), avec commencement de crétification. Au-dessous, le tissu pulmonaire est induré dans une étendue de 2 centimètres, d'un gris ardoisé, légèrement humide, sans granulations à la surface, soit à la suite de la section avec le scapel, soit à la suite du déchirement avec les doigts. Des traînées blanchâtres, circonscrivant les lobules primitifs et secondaires, sont parfaitement visibles à l'œil nu. On remarque, en outre, l'ouverture de deux ou trois petites bronches et de quelques vaisseaux capillaires, et, par la pression, on fait sortir une faible quantité de sang.

Observation VI.

La nommée M..., âgée de 67 ans, entre une première fois à l'infirmerie de la Salpêtrière, dans le service de

M. Vulpian, le 7 mars 1864. A cette époque, râles de bronchite peu intenses. Sort guérie le 8 avril, c'est-à-dire un mois après.

Le 30 novembre 1865, cette malade entre de nouveau dans le service. A ce moment on constate une flexion latérale de la colonne vertébrale, avec convexité à gauche et déformation des côtes gauches qui forment saillie. Cette femme prétend être dans cet état depuis six mois seulement; depuis cette époque aussi, douleurs fréquentes. Avant ce temps, elle pouvait bien marcher, dit-elle. Elle a été placée depuis six mois dans le bâtiment des gâteuses; elle ne marche pas, dit ne pas avoir d'étourdissements. Arc sénile moyen, cataracte de l'œil gauche, leucoma à droite.

Elle a été prise, la veille, de point de côté avec frissons. A l'auscultation, on entend quelques râles sonores disséminés. La percussion donne une sonorité exagérée; on diagnostique : emphysème avec bronchite.

Sort en état gâteux le 23 décembre 1865.

Mort subite, dans son dortoir de Sainte-Claire, le 28 mai 1868.

Autopsie. — Rien de particulier à noter dans les organes abdominaux et encéphaliques.

La muqueuse trachéale présente une rougeur très-vive, violacée; on y voit quelques points blanchâtres; les bronches sont rouges aussi, et contiennent un mucus puriforme.

Poumon gauche. — Poids 250 grammes. Il est aplati, effacé pour ainsi dire; il reposait dans la concavité de la courbure de la colonne vertébrale.

Pas d'adhérences du sommet, mais on trouve à ce niveau une lame d'apparence fibro-cartilagineuse, blanc jaunâtre, d'aspect luisant, lisse, dirigée transversalement et située tout à fait à la partie supérieure. Cette plaque, longue de 3 à 4 centimètres, et large de 1 1/2 à 2 centimètres, est entourée d'une ligne pigmentée. Au-dessous d'elle on aperçoit quelques fines vascularisations. A la coupe, la plèvre ne se laisse pas entamer par le scalpel; elle est crétifiée par places, et présente une épaisseur de 1 à 2 millimètres environ; au-dessous, on voit une très-légère couche de tissu pulmonaire d'une coloration gris cendré, avec points brunâtres. Ce tissu est imperméable et peu vasculaire.

Dans le lobe inférieur, on constate des taches purpurine sur la plèvre, avec quelques adhérences très-faibles et récentes à ce niveau. Vaisseaux de nouvelle formation entre les deux lobes, et légère pleurésie interlobaire; en outre, faisant saillie sous le feuillet viscéral, de petits grains arrondis, d'un blanc grisâtre, de la grosseur d'une lentille, et entourés d'un cercle noir de pigmentation. Le tissu pulmonaire est comme ridé tout autour; parfois, au-dessus de ces petits mamelons, passent deux ou trois capillaires. Profondément, dans le lobe inférieur, on trouve un noyau plus volumineux qui offre à la coupe l'aspect suivant : une zone grisâtre, solide, sous la forme d'un cercle concentrique, entourant une masse centrale calcaire et caséeuse; les petits grains superficiels, incisés, présentent une coupe qui ressemble tout à fait à cette dernière, si ce n'est qu'au centre, il n'y a point de ramollissement et d'état caséeux; leur tissu est gris noirâtre, de sensation de pneumonie chronique. Enfin, au lobe inférieur, on trouve une espèce de toile superficielle, d'aspect laiteux. Le poumon est emphysémateux.

Poumon droit. — Poids 350 grammes. Ni plaque, ni

adhérences au sommet. Mêmes petits grains sous la plèvre, peu nombreux, de même qu'au poumon gauche, du reste. Emphysème d'une grande partie du poumon. Rien dans les ganglions bronchiques.

Cœur. — Sérosité dans le péricarde, insuffisance aortique.

Observation VII.

Le 7 juin 1868, j'ai trouvé, à la salle d'autopsie de la Salpêtrière, la nommée P..., morte à la suite de vomissements de sang. Peu de renseignements sur cette femme; on apprend seulement qu'elle toussait habituellement et qu'elle a eu des hémoptysies à différentes reprises.

Autopsie. — Pâleur considérable de tout le corps; raideur cadavérique moyennement accusée; du sang sort par les narines; les deux pupilles sont égales et plutôt contractées.

Poumon gauche. — Pas de liquide dans la cavité pleurale; le poumon est emphysémateux; adhérences assez considérables au sommet; là aussi se trouve une plaque transversale, qui occupe toute la partie supérieure de l'organe, et lui forme comme une calotte d'aspect fibro-cartilagineux. La surface de cette plaque n'a pas la même coloration dans toute son étendue; dans les portions externe et médiane, elle est d'un blanc jaunâtre, très-épaisse, avec saillies mamelonnées de la grosseur d'une lentille, et parcourue par quelques vaisseaux de nouvelle formation: elle fait saillie au-dessus du tissu pulmonaire environnant qui est revenu sur lui-même. Dans la portion interne, la coloration n'est plus uniforme; ce sont des taches jaunâtres séparées entre elles par du tissu pigmenté, déprimées, avec tissu pulmonaire rétracté à la périphérie. La ligne de séparation du tissu sain et du tissu morbide, assez bien accusée à la partie antérieure, l'est moins en arrière, où la séreuse prend, à partir de la plaque, et dans une étendue de 3 à 4 centimètres, une teinte légèrement laiteuse. Au pourtour de la lésion, accumulation de pigment, et de plus, quatre petites granulations sous-pleurales qui, à l'œil nu, ont tout à fait l'apparence de granulations grises.

Une coupe est pratiquée dans le sens du grand axe; elle montre que les saillies de la surface sont formées par des épaississements de la plèvre; ce sont de petits fibromes. Mais, en outre, on peut voir l'épaisseur relative du feuillet viscéral qui, atteignant en certains points 2 à 2 1/2 millimètres, est à peine de 1 millimètre en d'autres.

La plèvre résiste fortement au scalpel et est crétifiée par places. Au-dessous se trouve le tissu pulmonaire sclérosé; l'induration qui atteint 2 à 2 1/2 centimètres en quelques endroits, a à peine envahi en d'autres la couche la plus superficielle du poumon.

La surface de section est plane, peu vasculaire, de couleur ardoisée avec points brunâtres; on y remarque à la loupe quelques tractus fibreux. Le tissu est imperméable, résiste absolument à l'enfoncement avec l'ongle et plonge dans l'eau. La ligne qui limite le tissu morbide fait relief sur le tissu sain.

A la partie inférieure du lobe, supérieur se trouven quelques autres plaques semblables, mais beaucoup moins développées. La coupe montre qu'il n'y a que la couche la plus superficielle du tissu pulmonaire qui soit envahie par l'induration ardoisée. A côté de ces plaques, deux granulations grises sous-pleurales, à la surface desquelles rampent des capillaires, et à la périphérie, comme du reste autour de celle qui est située à la partie supérieure, la matière noire est déposée en plus grande quantité que dans le reste du poumon.

Poumon droit. — Adhérences au sommet; poumon emphysémateux. Les lobes supérieur et moyen sont unis par une lame de tissu normal qui est jetée là comme un pont. A la partie supérieure de cette lame et inférieure du lobe supérieur, la plèvre viscérale est épaissie et vasculaire; au-dessous, et dans l'épaisseur même du poumon, on trouve un noyau de pneumonie chronique, gros comme un œuf de pigeon. Le tissu est transformé en une masse compacte, dure, sillonnée par des intersections fibreuses, blanches, très-épaisses.

Observation VIII.

Le 13 mai 1868, à la salle d'autopsie de la Salpêtrière, chez la nommée C....., âgée de 41 ans, morte dans le service de M. Charcot, on constate les lésions suivantes : sclérose des cordons antéro-latéraux de la moelle; érysipèle de la jambe.

Poumon droit. — Pas d'adhérences au sommet; à la partie antéro-supérieure de l'organe se trouve un léger froncement de 2 à 3 centimètres d'étendue; la coloration en est grise avec traînées pigmentaires; la consistance est presque normale; en pressant le tissu entre les doigts, on sent pourtant une induration très-légère. Au niveau des cloisons interlobulaires, on constate à la loupe une densification du tissu connectif avec aspect légèrement laiteux de la plèvre; là aussi le pigment est plus abondant. On ne voit pas de vaisseaux capillaires à la surface du froncement.

A la coupe, induration très-superficielle du tissu pulmonaire (5 à 6 millimètres d'épaisseur environ); la surface de section est lisse, d'un gris ardoisé avec taches brunes; la ligne de démarcation avec le tissu sain est bien nette.

A 2 centimètres environ au-dessus du froncement, on voit un îlot du volume d'une noisette, grisâtre et saillant sous la plèvre, qui est lisse à ce niveau, et au-dessus de laquelle on aperçoit des capillaires qui entourent la petite tumeur; la surface de section est plane, d'un blanc mat; le tiers de sa circonférence environ est séparé de la séreuse par du tissu induré analogue à celui du froncement; mais ce tissu ne s'arrête pas au pourtour de l'état caséeux, il s'étend de chaque côté dans une étendue de 1 cent. 1/2 à 2 cent., tandis que la portion qui est située dans l'intérieur du poumon se confond insensiblement avec le tissu sain sans interposition du tissu induré.

Il existe deux traînées blanchâtres partant du noyau de pneumonie lobulaire et s'avançant dans l'intérieur de l'induration.

Poumon gauche. — Le sommet présente des adhérences; on enlève avec la plèvre pariétale une légère couche de tissu induré qui occupe à la surface du poumon un espace à peu près semblable à celui occupé par le froncement droit. Il est ratatiné, revenu sur lui-même, et présente à la coupe une surface plane d'un gris ardoisé avec tractus fibreux.

Observation IX.

La nommée M....., âgée de 72 ans, ancienne cantinière,

entre, le 6 mai 1868, à l'hôpital de la Pitié, dans le service de M. le Dr Gallard.

Cette femme a eu treize enfants, qui tous sont morts; santé parfaite jusqu'à il y a un an environ. A cette époque, apparition, à la région hépatique, d'une tumeur sensible à la main et s'accompagnant de douleurs vives.

Il y a trois mois environ le ventre a commencé à augmenter de volume, et les jambes ont enflé il y a dix jours. Au niveau de l'angle gauche du maxillaire inférieur se trouve une tumeur dont l'apparition remonte à 1852 : elle est dure, bosselée et du volume d'une pomme d'api.

7 mai. Le ventre est très-distendu; on fait une ponction qui donne issue à 7 litres de liquide.

La malade meurt le 8 mai au soir.

Autopsie. — Foie plus petit qu'à l'état normal, avec bosselures nombreuses siégeant presque toutes à la face convexe; le tissu offre tout à fait l'aspect cirrhotique.

Poumon gauche. — Tout le lobe supérieur est atteint d'hépatisation; congestion dans le reste du poumon; au sommet, adhérences très-fortes, anciennes et provenant surtout d'un épaississement considérable de la plèvre pariétale. Les deux feuillets adhèrent très-intimement au tissu pulmonaire, à la partie interne du sommet. En dehors de cette adhérence existe une plaque traversant diagonalement le sommet, longue de 4 à 5 centimètres, large de 2 à 2 1/2 centimètres environ, et se reconnaissant à sa coloration grise, marbrée de noir, et à sa résistance au doigt. A son niveau, la plèvre est beaucoup moins épaissie qu'à la partie interne. La surface de cette plaque est accidentée de sillons et de bosselures, et limitée antérieurement et inférieurement par une dépression circulaire à convexité supérieure; dans les autres portions, ses limites sont moins nettement accusées. A la loupe, on aperçoit de fines ramifications vasculaires qui appartiennent au feuillet viscéral.

Une coupe est pratiquée dans le sens du grand axe de la plaque; le tissu crie sous le scalpel, il s'étend, en profondeur, de 2 centimètres environ dans sa partie centrale, pour diminuer successivement jusqu'à la périphérie. Sa coloration est d'un gris cendré piqueté de noir. Cette coupe est lisse, sans traces de granulations, et très-peu vasculaire; on y aperçoit la coupe de 4 à 5 petites bronches. Bien que tout le sommet de ce poumon soit envahi par de l'hépatisation rouge, la ligne de démarcation entre le tissu hépatisé et la plaque est bien nette et fait relief.

Poumon droit. — Forte congestion de tout le poumon; adhérences anciennes au niveau du sommet et aussi prononcées qu'à gauche, mais moins vasculaires. En enlevant avec soin la plèvre, on trouve au-dessous un tissu dur, gris noirâtre, occupant tout le sommet, et parcouru par quatre lignes sinueuses assez remarquables. De ces lignes, trois partent pour se diriger en avant, d'un centre commun déprimé en ombilic; la quatrième, transversale, d'une étendu de 4 à 5 centimètres, se confond insensiblement avec le tissu sain.

Plusieurs coupes sont pratiquées sur le tissu malade : une première divise le sommet au niveau de la dépression en forme d'ombilic; on voit alors que cette dépression est produite par la rétraction d'un petit noyau gris ardoisé, avec mélange de traînées blanchâtres, au centre duquel on aperçoit la coupe de deux petites bronches et deux masses caséeuses, de la grosseur d'un grain de chènevis. De ce noyau, et immédiatement sous la plèvre, un peu épaissie en cet endroit, partent pour se diriger transversalement, l'une en dedans, l'autre en dehors, deux bandes d'un gris ardoisé avec traînées blanchâtres. La bande interne, plus courte, va se confondre avec le reste de la plaque; la bande externe, longue de 4 à 5 centimètres, s'enfonce dans le tissu pulmonaire à une profondeur de 3 à 4 centimètres, se bifurque pour entourer un petit îlot de matière caséeuse, et va aboutir à une cavité capable de loger une noisette. La paroi de cette cavité est formée par du tissu pulmonaire granuleux et d'hépatisation rouge; dans le voisinage, en existe une autre plus petite, remplie de matière caséeuse, et entourée d'un cercle noirâtre très-peu épais. Sur des coupes antéro-postérieures, et par conséquent perpendiculaires à la première, on remarque, à la loupe, des intersections fibreuses, grisâtres, parcourant en général le tissu malade parallèlement à la surface de section.

A la partie supérieure du lobe moyen, et immédiatement sous la plèvre, existe un petit îlot de substance pulmonaire, pâle, lisse, planiforme à la coupe, sans traces de séparation des lobules, et séparé du tissu voisin par une ligne blanchâtre; sa couleur ressemble à celle de la substance corticale du rein.

Les deux dernières observations présentent un grand intérêt. Dans l'observation 8, j'ai constaté, au milieu du tissu induré, et partant de l'îlot caséeux, deux traînées blanchâtres très-peu étendues, de dégénérescence graisseuse; l'examen micrographique en a été fait. Il a été impossible, dans les deux cas, de constater la présence de granulations grises, soit au pourtour du noyau caséeux (obs. 8), ou des cavités (obs. 9), soit dans le reste du parenchyme pulmonaire. On n'est donc pas en droit d'affirmer la nature tuberculeuse de ces altérations. Ce que l'on peut dire c'est que la dégénération graisseuse peut envahir le tissu interstitiel.

CHAPITRE II.

PATHOGÉNIE ET ÉTIOLOGIE.

J'ai établi, en commençant, que l'inflammation chronique interstitielle du sommet des poumons s'observait très-fréquemment chez le vieillard. Sur 100 vieilles femmes de la Salpêtrière, mortes de toute espèce de maladies, et âgées de plus de 60 ans, Rogée a rencontré cette altération dans les quatre cinquièmes des cas environs (1). Beau donne une proportion encore plus forte (2) : Sur 160 malades mortes dans son service de la Salpêtrière, depuis le 1er février 1842 jusqu'au 31 septembre 1843, d'affections autres que la phthisie tuberculeuse, ce médecin a trouvé chez toutes, *excepté trois*, des cicatrices dans le sommet du poumon.

D'après le même observateur, cette lésion serait plus fréquente chez la femme que chez l'homme : sur 16 femmes, de tout âge, non phthisiques, mortes dans son service de l'hôpital de la Charité, du 1er avril au 30 novembre 1839, chez toutes il a trouvé des cicatrices, tandis que sur 13 hommes

(1) Rogée, loc cit.

(2) Beau. Études cliniques sur les maladies des vieillards (*Journ. de méd.*, 1843).

non phthisiques, morts dans le même laps de temps et dans le même service, il y en avait un quart dont le sommet du poumon ne présentait aucune altération, même la plus légère. Si l'on consulte la statistique donnée par E. Boudet (1) on trouve qu'entre 15 et 76 ans, il existe des traces de tubercules guéris dans les neuf onzièmes des cas. Au point de vue qui nous occupe, cette statistique ne peut donner que des renseignements insuffisants. L'observateur distingué que je viens de citer ayant réuni dans un même groupe, des altérations que l'on est en droit, je crois, de considérer comme d'origine différente.

Ordinairement la lésion siége dans les deux sommets ; quelquefois cependant elle est limitée à la partie supérieure d'un seul poumon.

En présence d'une altération pulmonaire aussi fréquente, on doit se demander :

1° Quelle est la cause de cette lésion !

2° Pourquoi elle siége toujours au sommet?

Les indurations partielles et fibreuses disposées sous forme de lames minces qui traversent en un point le tissu pulmonaire sont considérées par Laënnec comme des traces évidentes de cicatrisation des cavernes, comme des reliquats de cette cicatrisation; quant « aux dépressions extérieures et froncées de la surface du sommet du poumon, elles ne sont

(1) Boudet. Recherches sur les transformations des tubercules pulmonaires, in Compte-rendu hebdom. des séances de l'Acad. des sciences, 1843, t. XVI, et thèse de Paris, 1843.

point des cicatrices, mais elles sont l'effet, en quelque sorte mécanique, d'une cicatrice réelle placée plus profondément dans le tissu pulmonaire (1). »

M. Andral (2) admet que : dans les cas où il existe des masses, des intersections cellulo-fibreuses, fibreuses, cartilagineuses, semblables à celles qui constituent les *cicatrices celluleuses*, si l'on ne voit pas de rameaux bronchiques venir se confondre avec elles, on ne peut plus tirer les mêmes conclusions de la présence de ces productions accidentelles; rien ne porte plus à penser qu'elles occupent la place d'une cavité, et l'on peut dans ce cas très-bien admettre qu'elles se sont développées d'une manière primitive, comme se forment le tubercule ou la mélanose. Quelques lignes plus loin, le même auteur ajoute que, dans les poumons des chevaux, il a quelquefois rencontré de semblables masses fibreuses ou cartilagineuses, et que chez eux rien ne démontrait ou ne faisait même soupçonner qu'elles eussent remplacé une cavité; pour M. Louis aussi, les froncements observés à la partie supérieure du poumon n'ont jamais paru correspondre à aucune lésion déterminée (3).

Dans une discussion sur la guérison des tubercules, qui eut lieu à Société de médecine de Paris,

(1) Laënnec. Traité de l'auscultation médiate, 1826, t. I, p. 610.

(2) Andral. Clinique médicale, 1834, t. IV, p. 372.

(3) Traité sur la phthisie pulmonaire, p. 35. — Dict. en 30, art. *Phthisie*.

et dont le compte-rendu se trouve consigné dans, la Revue médicale du mois de décembre 1837, Prus, médecin de la Salpêtrière, émit l'opinion que cette altération (froncement avec épaississement et aspect comme cartilagineux de la membrane qui coiffe les sommets du poumon) se rencontrait sur la grande majorité des cadavres, et que sa cause n'était pas bien connue. M. Fournet (1) reprenant chacune des raisons données par Laënnec pour établir que ces altérations sont le fait de la cicatrisation des cavernes, conclut qu'elles sont le résultat de pleurésies partielles. M. Cruveilhier dans une note *sur les principaux modes de guérison des tubercules pulmonaires* (2), admet aussi l'origine tuberculeuse de ces lésions du sommet des poumons.

En 1839, dans un travail remarquable dont les matériaux ont été recueillis à la Salpêtrière, Rogée (3) consacre quelques pages à l'étude des *indurations chroniques superficielles du sommet*, et voici la conclusion à laquelle il arrive : Je serais porté à croire, dit-il, qu'un travail d'irritation analogue à celui qui se développe autour des cavernes doit présider à leur formation, et je penserais volontiers qu'elles résultent d'une *inflammation chronique circonscrite;* mais la cause d'une inflammation si étrange, en vérité, je l'ignore.... »

(1) Fournet. Recherches cliniques sur les maladies des organes respiratoires, 1839.

(2) Cruveilhier. Bull. de la Soc. anat., 1839, t. XIV.

(3) Rogée, loc. cit.

Boudet (1), Beau (2) admettent au contraire l'origine tuberculeuse de cette induration. Ce dernier auteur s'explique sa formation de la manière suivante : « Dans un premier degré, la diathèse tuberculeuse se bornera à déterminer la sécrétion d'un, deux, etc., tubercules, sans donner lieu aux symptômes propres de la phthisie. Ce degré est le plus ordinaire : c'est celui qui se traduit plus tard dans les autopsies par les *indurations superficielles* de Rogée. »

N. Guillot, dans un mémoire publié dans les *Archives* (3), parle « de ces particularités anatomiques désignées sous le nom de *cicatrices pulmonaires*, dures, gonflées, irrégulières, appréciables au sommet des poumons, occupant dans les tissus une place plus ou moins étendue, d'épaisseur variable, de densité très-grande, criant sous l'action du scalpel et non perméable à l'air. » Mais il ne cherche pas à juger si « ces apparences de cicatrices sont le résultat de cavités superficielles ou profondes. »

M. Cruveilhier (4) a décrit cette altération sous le nom de *froncement ou ratatinement* et *d'induration mélanique ardoisée*, et la rattache à la guérison des granulations, des tubercules ou des agrégats tuber-

(1) Boudet, loc. cit.

(2) Beau. Études cliniques sur les maladies des vieillards (*Journ. de méd.*, 1843, p. 394).

(3) Guillot. Rech. anat et path. sur les amas de charbon produits pendant la vie (*Arch. de méd.*, 1845, p. 164).

(4) Cruveilhier. Atlas d'anat. path., t. II, 2e partie, XXXIIe livraison, et Anat. path. gén., t. IV.

culeux. Ce professeur a très-bien exprimé l'état du sommet dans certains poumons, par la phrase suivante : « dans une variété assez rare de ce mode de guérison (induration mélanique) le tissu pulmonaire noir est transformé en un tissu imperméable, mais fragile, à la manière d'une truffe de mauvaise qualité dont il a la consistance et la couleur. » Bricheteau (1) donne une origine tuberculeuse à ces froncements du sommet. Gillette (2) M. Durand-Fardel (3), considèrent la lésion comme une pneumonie chronique ; M. Grisolle (4) dit qu'il est difficile de lui assigner une cause véritable, mais il ne veut pas qu'on la prenne pour une cicatrice.

Comme on a pu en juger par cet exposé, plusieurs opinions sont en présence : tandis que les uns, avec Laënnec, admettent l'origine tuberculeuse de cette induration, les autres avec Rogée y voient une pneumonie chronique. Pour M. Fournet, elle est le résultat de pleurésies partielles.

Que faut-il penser de ces opinions ? Ne pourrait-on pas assigner à cette lésion une cause qui rendît mieux compte et de sa fréquence et de sa structure anatomique ? C'est ce que je vais examiner en quelques mots.

Toutes les altérations de la trame organique du

(1) Bricheteau. Traité des maladies chroniques des voies respiratoires, et clinique de Necker.

(2) Gillette. Article *Vieillesse* du supplément au Dictionnaire des Dictionnaires de médecine.

(3) Durand-Fardel. Maladies des vieillards, 1854.

(4) Grisolle. Traité de path. int., 1865, t. II, p. 532.

poumon sont susceptibles de déterminer autour d'elles une inflammation chronique interstitielle. Les auteurs sont d'accord pour admettre que la sclérose du tissu pulmonaire peut reconnaître pour causes la pneumonie aiguë primitive ou la pleurésie, ce qui est rare, ou bien le développement du tissu cancéreux, l'infarctus hémorrhagique, l'apoplexie pulmonaire, l'abcès du poumon, les kystes hydatiques, la gangrène, les productions de nature syphilitique, etc. Dans la majorité des cas, elle se développe consécutivement à un dépôt de tubercules, et plus souvent encore à la suite du ramollissement de foyers tuberculeux. Elle peut succéder aussi aux congestions pulmonaires répétées, dans les affections cardiaques (1) et assez souvent, elle complique la bronchite chronique (2).

La plupart de ces altérations, considérées comme cause productrice de la pneumonie interstitielle du sommet, ne résistent pas à un examen sérieux; en effet, elles sont relativement rares, et de plus elles n'ont pas pour siége spécial la partie supérieure du poumon.

En raisonnant par exclusion, on arrive donc à se convaincre que la question ne peut être débattue qu'entre une pleurésie circonscrite, une production tuberculeuse et une bronchite chronique.

Faut-il admettre une pleurésie circonscrite? Mais

(1) Hérard et Cornil, loc. cit., p. 170.
(2) Niemeyer, loc. cit., p. 236.

alors, comment expliquer les faits analogues à ceux des observations 1 et 2, dans lesquels l'induration existe sans épaississement appréciable du feuillet viscéral de la plèvre? D'ailleurs, en considérant ce qui se passe dans les cas d'inflammation franche, ne sait-on pas que, si ordinairement la pneumonie s'accompagne de pleurésie plus ou moins intense, presque jamais l'inflammation de la plèvre n'altère la substance pulmonaire au point de la rendre imperméable à l'air?

Doit-on supposer l'existence antérieure d'une production tuberculeuse? Dans cette hypothèse, il faudrait, à l'exemple de E. Boudet et Beau, admettre que la tuberculisation des poumons est un état normal, puisque la presque totalité des individus non phthisiques du sexe féminin en seraient ou en auraient été atteints. « Si ce résultat singulier ne contredit pas précisément cette opinion, au moins est-il de nature à imposer une certaine réserve sur ce sujet (1). »

Ne serait-il pas possible, en suivant le processus anatomo-pathologique du tubercule, d'arriver à une conviction? L'affection tuberculeuse peut déterminer l'inflammation interstitielle de la partie superficielle du sommet, sous deux formes différentes : 1° à l'état de granulation grise, 2° à l'état de foyers tuberculeux, c'est-à-dire de pneumonie lobulaire caséeuse.

Dans l'hypothèse que la pneunomie interstitielle

(1) Durand-Fardel, loc. cit., p. 630.

est le résultat de la présence des granulations grises, il faut, de toute nécessité, admettre aussi que ces dernières se sont transformées, soit en ce que M. Cruveilhier a désigné sous le nom de *granulation de guérison*, soit en ce que Laënnec appelait *tubercule jaune*, celui ci ayant donné lieu à une cavernule cicatrisée. Dans le premier cas, on devrait trouver, à l'autopsie, cette granulation de guérison : c'est ce que l'on ne constate pas ordinairement; dans le second, on pourrait, à la rigueur, concevoir l'existence d'une cavernule ayant produit une inflammation interstitielle propagée à une distance relativement *considérable*, et qui, une fois vidée et cicatricée, ne laisserait plus trace de son existence. On sait bien que la cavernule consécutive au tubercule jaune peut se rétracter, se réduire en un noyau inodulaire de très-petite dimension. Mais, en admettant même que ce noyau passe inaperçu (ce qui est le plus souvent inadmissible, vu que l'examen du parenchyme pulmonaire porte sur une étendue de quelques centimètres à peine), on se rend difficilement compte d'une induration relativement aussi grande. Il semblerait plus rationnel de penser qu'il y a eu plusieurs cavernules cicatrisées et que le tissu morbide est constitué par une série de noyaux cicatriciels. Comment expliquer alors la présence de *bronchioles* dans l'épaisseur même du tissu sclérosé? Enfin, un dernier argument qui me paraît péremptoire, c'est qu'il est absolument exceptionnel qu'une caverne se développe par suite de la fonte d'une granulation (1).

Voyons ce qu'il faut penser de la pneumonie lóbulaire caséeuse, envisagée à ce point de vue. Il est impossible de supposer, disent MM. Hérard et Cornil (2), « qu'une caverne, à son origine, ne communique pas avec l'extrémité d'une ou de plusieurs bronches. Le début d'une excavation est en effet l'agrandissement des infundibula par la destruction des cloisons, et comme tout infundibulum communique avec une bronche, il est clair qu'il doit en être de même pour la réunion de plusieurs infundibula en une seule cavité. » Il suit de là, qu'à la périphérie d'une caverne, même très-ancienne, cicatrisée, entourée d'une coque de tissu calleux et isolée par conséquent des conduits aériens, on devrait trouver, à la limite du tissu morbide et du tissu sain, une ou plusieurs bronches plus ou moins volumineuses, coupées juste à ce niveau, ce qu'on ne voit pas. Mais en outre, on ne comprend pas qu'il existe des *bronchioles* en plus ou moins grand nombre, dans le sein même du tissu frappé de sclérose.

A quoi donc rattacher une altération aussi fréquente? On sait que, chez le vieillard, la muqueuse bronchique est le siége habituel d'une sécrétion abondante, avec congestion permanente plus ou moins marquée. Cette bronchite chronique est en-

(1) Vulpian. Leçons professées à la Faculté de médecine de Paris, 1868.

(2) Hérard et Cornil, loc. cit. p. 161.

tretenue par diverses causes, parmi lesquelles il faut signaler les affections organiques du cœur et des gros vaisseaux. Il y a alors prolifération de tissu conjonctif autour de la paroi de la bronche, une péribronchite qui s'étend de proche en proche. Nous avons vu en effet, à l'examen microscopique, que l'hyperplasie conjonctive se développait surtout au voisinage des bronches et des vaisseaux. Mais de plus, cette péribronchite explique d'une manière satisfaisante la persistance et quelquefois même l'agrandissement du calibre des dernières ramifications bronchiques, par suite de la traction que le tissu pulmonaire en voie de ratatinement exerce sur les parois des bronchioles. A cette traction, peuvent s'ajouter d'autres causes plus ou moins probables.

Pourquoi cette lésion siége-t-elle toujours au sommet?

Rostan (1) pensait que cette altération était une atrophie résultant de la pression exercée sur le sommet du poumon, par la première côte devenue fort peu mobile chez les vieillards. Rogée faisait remarquer, de son côté, qu'il était possible que le frottement du poumon sur la première côté, agît comme cause non pas d'atrophie mais d'irritation. M. Cruveilhier se demande aussi si la circonstance mécanique de la pression du bord interne

(1) Cité par Rogée.
(2) Cruveilhier. Anat. descript., 1852, t. III, p. 475.

de la première côte sur le sommet du poumon ne pourrait pas exercer quelque influence sur le développement si fréquent des tubercules dans cette région et sur les indurations de tissu qui peuvent exister indépendamment de la présence des tubercules; mais cet auteur attache beaucoup plus d'importance à ce fait que : les lobules les plus perméables sont ceux du sommet du poumon, d'où il suivrait qu'ils agiraient plus habituellement que les lobules des autres régions du poumon, d'où peut-être la plus grande fréquence des tubercules dans le sommet (1).

SYMPTÔMES ET DIAGNOSTIC.

La pneumonie interstitielle du sommet des poumons, chez les vieillards, ne se décèle sur le vivant, par aucun signe capable de la faire soupçonner. Il semblerait, *à priori*, qu'il dût en être autrement. Nous avons vu, en effet, au chapitre *Anatomie pathologique*, que le caractère fondamental de la lésion qui nous occupe est l'induration du tissu pulmonaire, assez prononcée pour que ce tissu ne crépite plus et plonge au fond de l'eau. Or, toute induration, surtout quand elle est superficielle, se traduit habituellement par des signes non équivoques; mais si l'on considère que cette altération, limitée quelquefois à la couche tout à fait extérieure du sommet,

(1) Cruveilhier. Anat. descript., 1867, t. II, 1re partie, p. 288.

ne penêtre d'ordinaire qu'à une profondeur de quelques centimètres, on sera moins étonné du peu de gêne occasionné par sa présence. Ajoutons à cela que très-souvent le tissu sclérosé se trouve bordé par des groupes de vésicules fortement distendues par de l'air (obs. 1), et que les signes fournis par l'emphysème masquent complétement ceux de la pneumonie interstitielle. Laennec (1) a entendu dans quelques cas, une diminution du murmure vésiculaire. Voici, du reste, comment il s'exprime « Aucun trouble dans les fonctions n'annonce ordinairement l'existence de ces cicatrices, surtout lorsqu'elles sont le plus parfaites et formées par un tissu tout à fait analogue aux tissus naturels de l'économie animale. J'ai observé seulement sur quelques sujets dont l'histoire donnait lieu de soupçonner le développement d'une pareille cicatrice, que la *respiration se faisait entendre avec moins de force* dans le point où on pouvait en supposer; mais quand la cicatrice est mêlée de beaucoup de matière noire, et surtout quand il s'y trouve des concrétions crétacés ou ostéo-terreuses, le malade conserve pendant longtemps, et quelquefois toute sa vie, un peu de toux et une expectoration muqueuse, demi-transparente, très-visqueuse et mêlée de points noirs. » Il n'est pas irrationnel d'admettre que cette pneumonie chronique du sommet peut subir la dégénération graisseuse, ainsi que cela

(1) Laennec, Traité d'auscult., 1826, t. I, p. 611.

arrive dans le cas de pneumonie chronique lobaire simple. L'observation 8 semble venir à l'appui de cette manière de voir. Dans ces cas rares, la dégénération graisseuse pourra aboutir à la formation d'une caverne, qu'il sera impossible de distinguer d'une cavité formée sous l'influence de dépôts tuberculeux.

EXPLICATION DE LA PLANCHE.

Fig. I. Coupe verticale du sommet du poumon droit atteint de pneumonie interstitielle. *a*, surface extérieure de l'altération. *b*, surface de section, au sein de laquelle on aperçoit la lumière de 5 bronchioles, *c*, un peu plus dilatées qu'à l'état normal. *d*, indique la coupe du feuillet viscéral épaissi de la plèvre.

Fig. II. Elle montre une plaque superficielle du poumon gauche. *a*, fibrômes de la plèvre. *b*, tractus fibreux appartenant au feuillet viscéral épaissi. *c*, ramifications vasculaires rampant sous la plèvre, à la surface du tissu induré. *d*, noyau fibreux entouré d'un cercle pigmentaire. *e*, accumulation de pigment.

Fig. III. Grossissement de 430 diamètres, oc. 3, obj. 8 de Hartnach. *a*, cytoblastions (variétés cellule et noyaux libres) développés surtout autour d'un vaisseau. *b*, cellule épithéliale envahie par des granulations pigmentaires. *c*, granulations graisseuses. *d*, fibres élastiques au milieu desquelles se trouvent des cytoblastions et des granulations pigmentaires. *e*, amas de pigment.

Fig. IV. Grossissement de 140 diamètres, oc. 4, obj. 4 de Hartnach. *a*, cellules épithéliales ou leucocythes contenus dans un alvéole et envahis par des granulations pigmentaires, par de la graisse en certains points. *b*, granulations graisseuses. *c*, parois des alvéoles épaissies. *d*, amas de pigment.

A. Parent, imprimeur de la Faculté de Médecine, rue M.-le-Prince, 31.

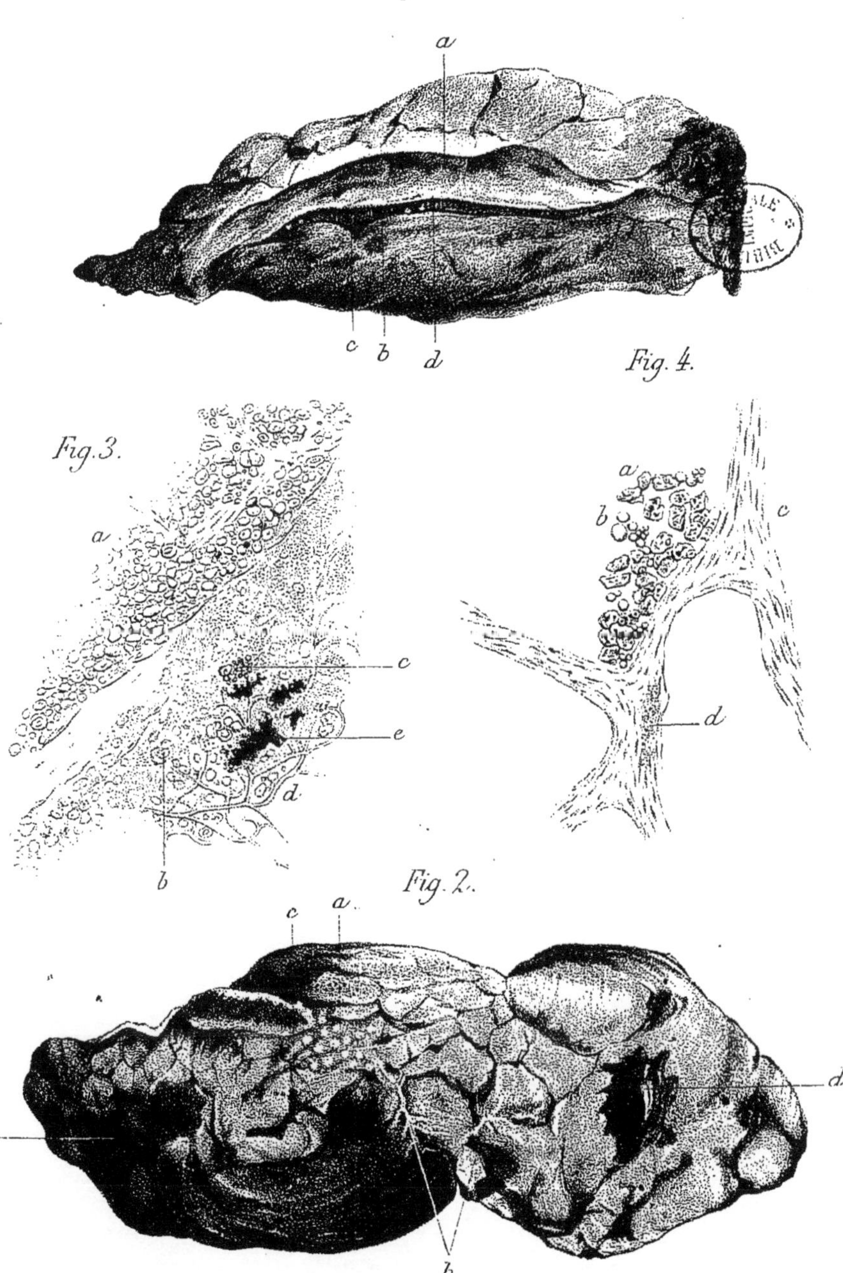

Roxan del. Arnoult lith. Imp. Becquet, Paris

DES PRÉJUGÉS

ET DU

CHARLATANISME EN MÉDECINE

EXTRAIT DU JOURNAL LE MÉDECIN DE LA MAISON

DES PRÉJUGÉS

ET DU

CHARLATANISME EN MÉDECINE

PAR

VICTOR SERRÉ

Ancien aide de Lisfranc,
ex-médecin interne et lauréat des hôpitaux de Paris,
membre de la Société anatomique de Paris,
des Sociétés médicales de Douai, d'Amiens, de la Moselle,
des sciences naturelles et médicales de Bruxelles

PARIS
IMPRIMERIE DE PILLET FILS AINÉ
5, RUE DES GRANDS-AUGUSTINS

1856

QUELQUES RÉFLEXIONS

SUR LE

TRAVAIL DE M. LE DOCTEUR SERRÉ

Nous avons accueilli avec empressement le travail suivant, car M. le docteur Serré se place sur un terrain que nous avons toujours parcouru avec plaisir. Faire la guerre au charlatanisme et aux préjugés est une noble tâche que l'on ne saurait trop encourager ; mais M. Serré sera-t-il plus heureux que ses devanciers ? Parviendra-t-il à extirper ou au moins à diminuer ces hideuses plaies qui détruisent le bonheur des hommes et les plongent dans la misère, quand elles n'attaquent pas leur existence même ? Hélas ! il faut l'avouer, le public aime le merveilleux, il se prête lui-même à toutes les fraudes, il recherche les traitements les plus excentriques, et tout charlatan qui peut disposer de certains moyens est à l'avance assuré du plus brillant succès. « Voulez-vous devenir très-riche, disait à l'un de ses amis un médecin négociant, qui augmente sans cesse sa fortune avec la vente d'un médicament, le voulez-vous ? Employez cinquante mille francs en publicité, vendez ce qu'il vous plaira sous forme de remède, de la fiente de brebis enroulée dans des feuilles d'argent, avant trois mois vous aurez des certificats de guérison qui vous arriveront de tous côtés ; avant six mois vous aurez recouvré vos avances; dans un an vous aurez déjà doublé votre capital. »

L'affirmation de M. *** est malheureusement très-exacte, et il n'est personne, dans un certain monde, qui douterait du succès d'une telle entreprise. Puis, il faut bien le dire, il y a en médecine une foule de choses qui ne peuvent se démontrer : ainsi l'homœopathie, qui est vigoureusement attaquée dans le travail du docteur Serré, ne subsiste que parce qu'il est difficile de prouver que ce n'est pas le globule de l'homœopathe qui guérit, mais bien le temps et les ressources que la nature emploie pour lutter contre la maladie. Non-seulement il faut être très-instruit pour bien comprendre que cette médication est impossible, mais nous connaissons des hommes de talent qui se persuadent qu'ils obtiennent quelque chose avec *rien,* absolument comme le malade que nous citions dernièrement, qui attribuait des phénomènes extraordinaires aux pilules de mie de pain que nous lui faisions prendre.

Quant au magnétisme, on doit dire que certaines affections nerveuses peuvent être influencées par l'action magnétique, de même qu'elle peut produire des effets physiologiques très-remarquables. Le somnambulisme est bien différent, il est très-curieux et très-intéressant en lui-même, mais il ne peut être d'aucune utilité en médecine. Gardez vous surtout de recourir à nos somnambules parisiens, mâles ou femelles, car vous seriez dupe de leur savoir-faire et de leur audace. Dans les grandes villes, le somnambulisme est exercé par d'habiles compères qui dorment à toute heure du jour, à volonté, au moindre signe, pour le premier venu. Nous voulons bien croire qu'ils dorment, mais veillez toujours à votre bourse.

M. le docteur Serré est sévère pour les livres de médecine populaire, et il a grandement raison. Nous n'avons jamais compris que l'*Avis au peuple* de Tissot, livre empirique et absurde s'il en fut jamais, soit quelquefois cité par les hommes de la science comme une œuvre remarquable ; nous aimons à croire que ceux qui le glorifient ainsi ne l'ont jamais lu. La médecine demande trop d'études, réclame trop de jugement, d'expérience et d'habileté pour qu'elle puisse être enseignée dans un simple volume ou dans une publication périodique. Lorsque le médecin se décide à écrire pour les gens du monde, il ne doit avoir la prétention que de leur enseigner, au moins en partie, l'hygiène, et de leur indiquer les premiers secours à donner en cas d'accident. Quant aux divers traitements des maladies et aux nouveaux moyens thérapeutiques, on ne peut qu'en donner une idée sommaire.

Cependant, plus on pourra vulgariser la science, c'est-à-dire initier le public aux actes du médecin, aux ressources qu'il possède et qu'il emploie, plus le charlatanisme sera près d'être détruit. Le temps n'est plus où les médecins ne permettaient pas aux personnes étrangères à l'art de leur adresser des questions. Aujourd'hui, médecins et malades veulent des explications ; les premiers aiment à justifier leur manière d'agir, et les seconds ne sont pas fâchés de ne plus recevoir des *ordonnances*, mais des conseils. Nous sommes persuadé que tous les véritables médecins ont vu avec bonheur introduire dans les colléges quelques études d'anatomie, de physiologie et d'hygiène.

Quelles que soient la force des préjugés et la puissance du charlatanisme, espérons que la voix de M. le docteur Serré sera entendue, que ses efforts ne seront pas stériles. Ne réussirait-il à arracher que quelques victimes à ces ennemis de l'humanité, ce serait encore là une bonne action.

Dr Reinvillier.

DES PRÉJUGÉS

ET DU

CHARLATANISME EN MÉDECINE

I

PRÉJUGÉS.

Une chose véritablement inconcevable et que l'on se refuserait à croire, si chaque jour n'en fournissait la triste preuve, c'est qu'au dix-neuvième siècle, à une époque où le flambeau de la civilisation illumine jusqu'aux dernières couches de la société, il y ait encore des préjugés stupides et précisément dans la matière qui devrait en comporter le moins. Nous voulons parler de la médecine.

Une nomenclature complète des préjugés en matières médicales exigerait tout un volume.

Ne pouvant, dans le travail que nous nous proposons, nous développer de la sorte, nous allons nous borner à en signaler les plus dangereux comme les plus enracinés.

Indiquons d'abord leurs sources, voyons ensuite quels ils sont, puis nous arriverons au charlatanisme.

L'ignorance du vulgaire, mine féconde à exploiter, la superstition, l'amour du merveilleux, le faux savoir des ignares se disant érudits, telles sont les sources de ces erreurs et les seules causes au moyen desquelles on puisse expliquer comment, depuis si longtemps, on s'est laissé aller, sur des questions de santé, à tout ce qu'une imagination en délire peut enfanter de plus absurde, de plus ridicule et de plus dangereux.

En première ligne des mille aberrations inspirées par la médecine, se présentent la crainte de diriger un agent curatif contre les nœvi-materni, les tumeurs érectiles, les difformités (envies, rapports, pieds-bots) que les enfants apportent en naissant, et qui sont faussement attribués à l'imagination de la mère; la pratique du maillot, barbare appareil de tortures; la coutume de charger de couvertures et de tenir dans une atmosphère étouffante les pauvres petits affectés de fièvres éruptives; la conduite de bien des mères qui, ne voyant point dans le dévoiement dont est tourmenté l'enfant, lors de la dentition, l'effet d'une sympathie existante entre la pousse dentaire et le tube intestinal, s'obstinent à arrêter ce flux par des remèdes souvent superflus, quelquefois funestes ; la tendance à attribuer à un vaccin malsain toutes les maladies qui, longtemps même après l'inoculation, surviennent chez des sujets vaccinés (1).

Les cadres nosologiques de l'enfance ne sont pas seuls infestés d'erreurs.

Jetons un coup d'œil sur la pathologie de la femme, et nous verrons le devoir imposé à toutes les mères, qu'elles soient faibles, tuberculeuses, entachées de scrofules ou de dartres, d'allaiter leurs enfants ; la recommandation de prolonger l'allaitement et même de ne le cesser qu'après l'évolution complète de la première dentition ; la croyance que le lait est cause de la presque totalité des maladies dont la femme est affectée, dès qu'elle a eu des enfants, quelque reculée que soit l'époque où elle est devenue mère ; l'utilité des antilaiteux ; la terreur inspirée par la cessation menstruelle, etc.

La nature de ce travail et les limites dans les-

(1) Le virus vaccin ne peut ni s'allier à d'autres virus, ni servir de véhicule au principe d'aucune maladie.

Pris sur des pustules vaccinales développées à dessein au milieu de dartres, d'ulcères scrofuleux, de vésicules de gale, ou recueilli sur des enfants atteints de rougeole, scarlatine, variole, fièvre typhoïde, ou encore emprunté à des sujets affectés de rachitis, de tubercules, de névroses telles que chorée, hystérie, épilepsie, il est aussi actif que s'il était fourni par des enfants bien portants. Il donne lieu à une vaccine aussi abondante et aussi régulière, il préserve tout autant de la variole, et ne transmet enfin aucune maladie soit aiguë, soit chronique, contagieuse ou non contagieuse.

quelles nous sommes forcé de nous renfermer ne nous permettent point, nous le regrettons, de faire voir tout ce que les deux premiers de ces préjugés, ceux qui ont trait à l'allaitement, ont de dangereux et pour la mère et pour l'enfant; il nous est également impossible de démontrer comment les anti-laiteux troublent les fonctions digestives, comment aussi ces prétendus spécifiques des chimériques affections laiteuses (épanchement de lait) n'ont aucune efficacité que celle de calmer le moral, de prévenir les inquiétudes et de mettre le médecin à l'abri de tout reproche. Quant aux accidents de l'âge critique, il faut avouer qu'ils sont ou nuls, ou faciles soit à prévenir, soit à combattre; ou bien encore qu'on les a considérablement exagérés.

La thérapeutique des plaies, des meurtrissures, des contusions, du panaris, fourmille aussi d'erreurs que le temps n'a pas encore ébréchées.

En effet, toujours on croit à l'efficacité des fleurs de lis infusées dans l'eau-de-vie, de baumes qui, par leur application sur toute solution de continuité, irritent, font suppurer, retardent la guérison; toujours on admet l'action merveilleuse des eaux de contre-coup, de liqueurs spiritueuses, lesquelles, administrées à quiconque vient de faire une chute, accélèrent le cours du sang et disposent la partie souffrante à s'enflammer; toujours, suivant la vieille coutume, on recouvre de relâchants, jusqu'à maturité, les doigts affectés de panaris, aveugle routine suivie d'horribles douleurs, souvent d'affreuses mutilations, accidents que préviendrait constamment l'incision prématurée du doigt gonflé.

L'histoire des hernies et du cancer a également ses erreurs, mais celles-ci n'ont plus guère cours que parmi la classe ignorante.

Quel homme, en effet, tant soit peu éclairé oserait encore admettre la plus grande fréquence des hernies dans les pays où l'on consomme beaucoup d'huile, et la possibilité de leur curation soit par la castration, soit par des emplâtres ou des remèdes aussi dégoûtants que dangereux ?

Quant au cancer, personne, que nous sachions, ne croit aujourd'hui qu'on puisse le guérir en le saupoudrant de farine de seigle, en le recouvrant de sang de bœuf, de suc gastrique, de créosote, d'onguent de suie et même d'un crapaud vivant ; en l'emmaillottant de cataplasmes de fenouil d'eau, de carotte, de ciguë ; en prenant de l'aconit, des dépuratifs, des fondants ; en faisant avaler, au besoin, des lézards encore tout palpitants, après leur avoir coupé la tête, la queue, et leur avoir arraché la peau et les entrailles.

Ce que l'on croit encore, par exemple, c'est que les plaies cancéreuses se nourrissent de rouelles de veau ou autres morceaux de viande, et longtemps encore, nous le craignons, la superstition populaire verra dans le cancer un monstre dévorant du genre des cancres dont la faim devra être apaisée à tout prix.

La propriété toxique du cuivre et du verre pilé, réduit en poudre impalpable ; la vertu chimérique du lait considéré comme antidote, et des agents propres à fondre la pierre dans la vessie ; l'utilité des bains froids, de l'ellébore, de la saignée, des voies de contrainte et de rigueur contre les aliénés ; le développement spontané de la rage chez l'homme, sa transmissibilité de l'homme à l'homme, la nécessité d'étouffer ou d'empoisonner quiconque en est atteint, et la possibilité d'en prévenir l'explosion par des remèdes internes ou externes autres que les caustiques (1), sont encore des erreurs qui ont résisté aux progrès de la civilisation.

Les stimulants, les toniques, les tisanes, les débilitants ne sont point non plus à l'abri de pratiques erronées.

Les gens du peuple, les ouvriers éprouvent-ils le froid, le frisson initial d'une inflammation, bien vite ils prennent des stimulants, du café, du vin chaud, de l'eau-de-vie brûlée, pour se réchauffer, disent-ils ; se trouvent-ils affaiblis par une phlegmasie aiguë, ils se hâtent de se tonifier, de manger, afin de relever leurs forces anéanties par le mal. Ces routi-

(1) Une résistance innée peut-être à l'action délétère du virus rabique ; la non-existence de liquide contagieux dans la gueule de l'animal au moment de la morsure ; la non-pénétration du virus dans la plaie, la bave virulente ayant été arrêtée par les vêtements, comme aussi l'écoulement de ce même virus hors de la blessure avec le sang qui s'en échappe, nous expliquent comment certains individus mordus par un chien enragé ne deviennent point hydrophobes, et nous donnent la raison de la crédulité aux préservatifs si malheureusement préconisés contre le développement de la maladie la plus affreuse que l'homme puisse éprouver.

nes, encore si vivaces, agissent constamment au bénéfice de l'altération morbide et ont souvent pour conséquence la mort.

Les tisanes dont on aime tant à se gorger, en vue de se rafraîchir, et les débilitants, le laitage, dont on abuse trop, dans la crainte de s'échauffer, amènent, par leur emploi prolongé, ces états de débilité, ces hydropisies, ces dyspepsies ou gastralgies, supplice de bien des malheureux.

Toutes les maladies, sauf de rares exceptions, sont produites, pour bien des gens du monde, par des saburres, de la pituite, de la bile, des ordures, des humeurs enfin.

Cette erreur a sa raison d'être dans les suppurations qui découlent des exutoires et surtout dans les déjections repoussantes par leur aspect et leur odeur, déjections que ne manquent jamais de provoquer, et en abondance, l'aloès et la médecine de Leroy.

De ce préjugé à l'abus des exutoires et surtout des drastiques et puis au tombeau, il n'y a souvent qu'un pas.

En effet, par leur usage prolongé ou fréquemment répété, les purgatifs engendrent, en stimulant le tube digestif et ses annexes, un bon nombre des graves désordres abdominaux que nous rencontrons chaque jour.

Quant aux exutoires, cautères, vésicatoires, dont on fait encore un abus si prodigieux contre la scrofule, le scorbut, le rachitis, dans le but d'ouvrir une issue au vice dont toutes les humeurs seraient infectées, ils ne sauraient qu'aggraver ces affections, qui empoisonnent l'économie tout entière.

Les emploie-t-on comme moyen curatif ou comme agent palliatif des maux incurables, phthisie, cancer, etc., ils ajoutent aux douleurs sans nul espoir d'amélioration.

Les prescrit-on contre ces états maladifs qui cèdent aux efforts de la nature, contre les mille malaises que le temps use, ils sont utiles, non au malade, qu'ils tourmentent, mais au médicastre qui les a ordonnés; car si les accidents tombent, pour ainsi dire, de vétusté, nonobstant l'exutoire, leur disparition n'en est pas moins infailliblement attribuée à la sagacité, au profond savoir de celui qui a su si à propos faire écouler les prétendues humeurs morbifiques.

La suppression des exutoires, à ce que l'on croit, ne saurait avoir lieu sans danger. Nouvelle erreur. Il est toujours facile de les sécher, et on doit le faire toutes les fois que leur indication n'existe pas ou a disparu. Il ne faut point alors, il est vrai, omettre certaines précautions, et l'homme de l'art doit savoir braver le préjugé qui lui reprochera toujours et impitoyablement toutes les maladies survenues longtemps même après leur disparition.

La saignée, elle aussi, quand on en abuse, fait bien des victimes. Le vulgaire, il est vrai, ne cesse de crier : « Saignez! » Et le médecin qui sacrifie sa conscience à son intérêt saigne pour se mettre à l'abri des reproches immérités.

Ainsi, il saigne pour de légères indispositions le

vieillard chez qui les déperditions sanguines sont si difficiles à réparer; il saigne la chlorotique, qui étouffe et dont l'état demande des toniques; il saigne une ou plusieurs fois chaque année, toujours à époque fixe, dans la crainte chimérique d'accidents, l'ouvrier n'ayant pour toute fortune que les forces qu'il lui enlève si légèrement; il saigne toutes les femmes enceintes, alors que la saignée n'a souvent d'autre avantage que de lui assurer l'accouchement; il saigne pour changer, dit-on, le sang gâté, quiconque a eu peur, comme si une émotion altérait le sang et comme si l'écoulement d'une faible quantité de ce liquide pouvait rendre à la masse sanguine restant ses propriétés physiologiques; il saigne encore le malheureux qui, atteint d'une commotion cérébrale, suite d'un coup ou d'une chute sur la tête, est pâle, froid, sans pouls, sans connaissance, sans respiration. Dans ce cas, en se hâtant d'ouvrir la veine avant que la réaction ait eu lieu, il tue à peu près infailliblement, car il enlève presque toujours le peu de vie qui reste.

Ce préjugé, si avide de sang, est parfois d'une avarice meurtrière. Il défend, par exemple, de saigner de suite cet autre malheureux qui, pendant ou immédiatement après son repas, est frappé soit d'un coup de sang, soit d'une apoplexie cérébrale ou pulmonaire; il défend également d'avoir recours aux émissions sanguines, souvent impérieusement indiquées, chez les individus affectés de fièvres éruptives.

Signalons encore le préjugé qui réclame pour

toute maladie force médicaments, et ne craignons point de dire que le médecin se soumet volontiers à cette stupidité, soit pour paraître capable, soit pour conserver un client qui demande des drogues et qui n'attache d'importance à sa visite qu'autant qu'elle a pour résultat immédiat *une ordonnance.*

Enfin, avant d'en finir avec ces aberrations que, pour la plupart, il nous a suffi de faire connaître, nous dirons qu'une des pires absurdités est de n'admettre volontiers de capacités que chez les médiocrités médicales que l'intrigue et la faveur ont poussées aux places, aux honneurs.

II

CHARLATANISME.

En tous lieux, en tous temps, les bénéficiaires des sottes croyances à base identique devaient réussir et ont effectivement réussi par les mêmes moyens : l'aplomb, l'effronterie.

Aussi, constamment, sous quelque masque qu'ils se couvrent, dans quelque manteau qu'ils se drapent, voit-on les charlatans prendre imperturbablement les titres les plus sonores et annoncer dans les termes les plus pompeux qu'ils vont, pour ainsi dire, empêcher de mourir.

Faire l'histoire du charlatanisme entraînerait au delà des bornes d'un simple article.

Sans donc prendre le charlatanisme aux époques

chaldéenne et égyptienne, qui furent son berceau, sans le suivre à travers les époques grecque et romaine, nous nous bornerons, arrivant de suite au moyen âge, à dire qu'au moment où la barbarie replongea l'Europe dans les ténèbres, qu'au moment où les sciences près de s'éteindre ne trouvèrent plus d'asile que dans les couvents, les formules les plus monstrueuses, les agents cabalistiques, les actions miraculeuses furent les grossiers artifices ordinairement employés, parce qu'ils devaient être les plus infaillibles dans des temps d'ignorance et de superstition.

Empruntées à l'Orient, l'astrologie et l'alchimie s'emparèrent, à la renaissance, de la pathologie pour lui imposer leurs pratiques surnaturelles. On vit alors les nécromanciens, les devins, les chiromanciens, les astrologues, les alchimistes, composer mystérieusement leurs philtres, leurs mixtures, leurs panacées, leurs amulettes, leurs élixirs et les vendre, non en plein air, sur de vils tréteaux, mais sous les lambris dorés, dans les palais des grands, qui, alors comme aujourd'hui, étaient totalement étrangers aux plus simples notions médicales.

De nos jours, malgré les progrès de la civilisation, les charlatans pullulent toujours, plus nombreux et plus audacieux que jamais.

Ils se divisent en deux catégories distinctes :

Les uns, charlatans de bas étage, exploitent surtout la classe pauvre et ignorante; les autres, aux allures scientifiques, s'adressent particulièrement aux privilégiés du savoir et de la fortune.

Les premiers, se subdivisant en plusieurs spécialités, fournissent d'abord cette tourbe de grossiers médicastres, de singes de médecin, d'Esculapes en jupons, qui ruinent et tuent impunément nos pauvres campagnards, auxquels ils administrent par toutes les voies, sous toutes les formes, les drogues les plus dégoûtantes, les plus inertes ou les plus dangereuses.

Ce sont des graisses pour la teigne, les dartres ; des baumes pour les plaies, les ulcères ; des huiles pour les rhumatismes ; des emplâtres pour les loupes, les hernies ; des eaux pour les affections de l'œil ; des onguents pour faire sortir les prétendues gales rentrées, des racines pour les hémorrhoïdes, des poignées d'herbes pour couper la fièvre, des bottes de simples pour les hydropisies, des colliers pour les convulsions ; des bouteilles, enfin, pour toutes les maladies, et particulièrement pour les imaginaires épanchements de lait, terreur des mères de famille, sans parler d'autres moyens plus inimaginables encore, comme la bouse de vache pour les seins enflammés, l'urine d'enfant pour une foule de maladies, les poux à croquer pour la jaunisse, les portions grillées de ver solitaire que rend partiellement le malade et que celui-ci doit avaler afin de tuer l'autre partie qu'il n'a pu évacuer, etc., etc.

Viennent ensuite les matrones, les rhabilleurs, les panseurs de brûlures, les charlatans nomades, les guérisseurs de chancres, les guérit-tout ou charlatans aux urines...

Matrones. — Ces femmes hardies, comme on les

appelle, sont toujours en honneur dans les campagnes. Aujourd'hui, comme par le passé, elles continuent à apporter dans la pratique des accouchements les moyens les plus incendiaires et les pratiques les plus barbares, les plus meurtrières. Ainsi, toujours elles font boire, pour accélérer le travail de l'enfantement, du café, du vin chaud, de l'eau-de-vie brûlée; toujours elles compromettent la vie de la mère et de son fruit pour terminer à toute force les accouchements les plus difficiles; toujours elles ne se décident à appeler un médecin que lorsqu'il n'y a plus qu'à signer un *exeat* pour l'autre monde. Nous ajouterons que quelques-unes malaxent, pétrissent la tête des nouveau-nés au point de les tuer ou d'en faire des imbéciles, des sots.

Rhabilleurs, rebouteurs, pocheurs. — Ces grands guérisseurs de cassures, de déboîtements et de chimériques déplacements de nerfs jouissent toujours d'une vogue incurable.

Chaque canton a son pocheur, et c'est constamment le plus habile. Comme ses honorables rivaux, il excelle surtout à pocher les poitrines pour remettre les côtes enfoncées, lésion qui, par parenthèse, ne peut exister qu'avec fracture, cas auquel enfoncer dans le poumon les fragments de la côte brisée et produire des accidents graves et mortels, n'est pour l'opérateur que l'affaire d'un moment.

Son grand triomphe est surtout dans le traitement des cassures et déboîtements. Si vous en doutez, jetez un coup d'œil autour de lui, et vous verrez notre homme maudit par les centaines de malheureux qu'il a horriblement estropiés.

N'existe-t-il qu'une simple contusion, le rebouteur tord, pétrit impitoyablement les membres enflammés, tirés d'abord en tous sens par quelques vigoureux gaillards, et tout cela pour remettre une fracture ou une luxation qui n'existe que dans son cerveau. Nous allions oublier de dire que de semblables cures nécessitaient l'emploi d'appareils grossiers, pesants et douloureux, que l'on doit porter de 30 à 60 jours; mais on peut bien se gêner un peu, quand on obtient de si brillants résultats.

Pour les nerfs déplacés, le pocheur violente, tiraille les jointures, siége d'entorse, et fait ainsi d'une lésion souvent légère un mal des plus graves, pouvant entraîner l'amputation et la mort.

Panseurs de brûlures. — Toujours même recette, incomparable remède, patrimoine de famille, comme si la brûlure qui guérit en quelques jours devait être traitée de la même manière que celle beaucoup plus étendue, plus profonde, et qui, accompagnée d'accidents graves, peut entraîner de longues suppurations, des difformités irrémédiables, nécessiter des mutilations cruelles et conduire à une mort des plus horribles.

Charlatan cosmopolite. — Il se rend sur la place publique, muni de l'autorisation municipale. Là, monté sur une voiture ruisselante de cuivreries, accompagné d'une négresse, recouvert d'un costume emprunté à quelque pays lointain, et entouré de musiciens habillés à la turque, il commence l'éloge de son spécifique d'autant plus infaillible qu'il est plus universel. Il ne le vend point, ce qu'il prouve en jetant de temps en temps une poignée de sous au milieu de la foule ébahie. Cependant, quoique ne vendant point sa drogue, il ne la peut offrir que moyennant rétribution, car enfin, en faisant vivre les autres, il est très-juste qu'il puisse vivre lui-même.

Non moins infaillible que l'élixir, cette manière de faire est d'un succès certain.

Toujours elle allèche les dupes. De toutes parts les badauds accourent, se pressent au cercle et se disputent l'honneur d'être volés les premiers par le savant philanthrope.

L'effronterie du charlatan nomade dépasse toute imagination.

Se promenant un jour aux Champs-Elysées, l'un de nos chirurgiens les plus distingués se glissa dans une foule qui entourait un bohémien de cette espèce. Celui-ci, en train de haranguer avec force convulsions ses auditeurs émerveillés, aperçoit le savant professeur, s'arrête et lui adresse ces mots :

Vulgus vult decipi, decipiatur.

Il n'y avait rien à répondre à cela. Sabatier sourit, haussa les épaules et disparut.

Guérisseurs de chancres (1). — Depuis un temps immémorial peut-être, il existe dans bon nombre de contrées, et surtout dans les départements du

(1) Les personnes étrangères à la médecine désignent sous le nom de chancres toutes les affections cancéreuses.

Nord, du Pas-de-Calais et de la Somme, certains industriels que la crédulité publique croit en possession d'un secret pour guérir les chancres. Ces charlatans, que l'on va consulter de dix lieues à la ronde et qui se rendent à jour fixe dans certaines localités où la foule béotienne vient stupidement les attendre, sont habituellement un ancien garçon apothicaire, ex-faiseur d'emplâtres, un berger astrologue ou bien encore une vieille femme, tireuse de cartes, et lisant la bonne aventure dans le marc de café.

Leur spécifique consiste en pois, en grains qu'ils introduisent dans les parties chancreuses après les avoir incisées avec une lancette ou tout autre instrument.

Ces merveilleuses graines qui seraient, à les en croire, recueillies au clair de la lune sur certaines herbes magiques que leur indiquerait un démon familier, sont tout bonnement des trochisques arsenicaux colorés de diverses manières pour inspirer plus de confiance et dépister, s'il était possible, celui qui chercherait à en faire l'analyse, à en connaître la composition.

Nos Esculapes possesseurs du secret enferment précieusement leur récolte dans une boîte de forme insolite, et quand une bonne âme se présente pour se faire guérir d'un prétendu chancre qui n'est souvent qu'un petit bouton, qu'une ulcération simple, ils lui disent que son cas est grave, choisissent avec force simagrées un ou plusieurs pois jaunes ou verts, bleus ou rouges, et les plantent bravement, en marmotant certains mots inintelligibles, au beau milieu du facies de leur malheureux malade.

Au moyen de ces pois, de ces trochisques, ces guérisseurs parviennent sans doute à détruire certaines affections cancéreuses. Ils les emploient d'habitude contre celles qui se développent sur la face, sur les lèvres. Quelques-uns d'entre eux, trop ignares pour prévoir le danger ou assez hardis pour le braver audacieusement, vont porter leurs trochisques jusque dans la bouche.

Alors même, il faut le reconnaître, on voit parfois des succès inattendus couronner du plus brillant résultat ces tentatives incroyables qui compromettent au dernier point la vie des sujets sur lesquels elles sont opérées. C'est ainsi que nous avons rencontré, il y a peu d'années, un malade qu'au moyen d'un pois arsenical un berger avait débarrassé d'une tumeur développée à la voûte palatine. Notre frère vit également un autre malade renvoyé des hôpitaux de Paris comme portant à la langue un cancer incurable, lequel fut guéri par un empirique au moyen de trochisques dans la composition desquels entrait un sulfure d'arsenic.

L'arsenic, employé sous cette forme, peut être d'un usage journalier et rendre de véritables services à la chirurgie. Aussi est-il à déplorer que ce caustique, non signalé, que nous sachions, dans les ouvrages scientifiques, soit en la possession exclusive de charlatans grossiers qui, dans un but d'ignoble spéculation, à propos d'une verrue, d'une crevasse, d'un ulcère simple, ne manquent jamais de charcuter le visage d'un malade et de lui faire tomber une lèvre entière sous prétexte d'extirper un chancre qui n'existe pas, car alors le remède est pire que le mal et peut entraîner aux plus graves conséquences.

Nous allons indiquer la composition des trochisques arsenicaux, leur mode d'application. Nous aurons ainsi mis à nu le prétendu secret des empiriques qui l'exploitent, et nous nous estimerons heureux si nos observations produisent quelques-uns des résultats que nous sommes en droit d'en attendre.

Cette composition est aussi simple que facile. Les substances employées à cet effet sont celles qui entrent dans les poudres arsenicales de Rousselot :

1° Cinabre....................	60 grammes.
2° Sang-dragon................	60 »
3° Acide arsénieux............	8 »

ou de frère Côme :

1° Acide arsénieux.............	5 parties.
2° Cinabre.....................	22 »
3° Poudre de semelles de souliers..	une pincée.

ou de Dubois, de Dupuytren, de M. Manec, ou encore certaines autres poudres renfermant un sulfure d'arsenic.

On les associe à du gluten de froment ou bien on les délaye avec un peu d'eau ou de salive, en y ajoutant parfois soit de la farine, soit de l'amidon, puis on en fait des pois du volume d'un grain de blé ordinaire.

Pour être convenablement préparés, ces pois, ces

trochisques ne doivent être ni trop durs, ni trop polis. Ils doivent même présenter certaines aspérités propres à les retenir au milieu des parties dans lesquelles on les aura plantés.

Leur couleur n'est, bien entendu, pour rien dans leur action ; aussi conçoit-on qu'il soit aisé de la varier à l'infini.

Leur mode d'application ne présente pas plus de difficultés. Il suffit presque toujours de faire une simple ponction dans le tissu chancreux et de les y placer de manière à ce qu'ils n'aient aucune tendance à s'en échapper.

Lorsque l'on voudra employer ces trochisques pour faire tomber un bouton ou une petite tumeur de nature chancreuse, on devra fendre crucialement ce bouton, cette tumeur, et placer le trochisque à l'entrecroisement des deux incisions.

Mais lorsqu'on aura affaire à une tumeur par trop volumineuse pour qu'un seul pois arsenical puisse la frapper de mort dans sa totalité, il faudra en employer plusieurs à la fois, en planter un dans l'entrecroisement de l'incision cruciale et les autres aux points correspondants à la plus grande épaisseur du tissu morbide.

Il sera facile de loger ces pois, ces trochisques au fond des incisions, si, les plaçant l'un après l'autre dans une petite canule, on les y pousse et les y fixe avec une petite baguette que l'on ne retirera qu'après avoir dégagé l'instrument conducteur.

On pourra, pour plus de sûreté, appliquer sur les incisions, après l'introduction du pois, quand la partie malade le permettra, un morceau de diachylon ou de taffetas d'Angleterre.

Afin de ne pas s'exposer aux accidents graves et quelquefois mortels, à l'empoisonnement que pourrait déterminer l'absorption d'une trop grande quantité d'acide arsénieux, il sera prudent que la dose d'arsenic contenue dans les trochisques employés en une seule fois ne dépasse guère celle d'un décigramme à quinze centigrammes.

Si donc on avait à traiter un chancre trop étendu ou trop profond pour que ces doses puissent le détruire entièrement, il faudrait l'attaquer partiellement et par applications successives. Ces applications seraient faites, en outre, à six ou huit jours d'intervalle; car, après chacune d'elles, et pendant ce laps de temps, il reste dans l'économie une certaine quantité d'arsenic absorbé, ainsi que nous l'ont souvent démontré les urines des malades soumis au traitement des caustiques arsenicaux.

Il est indispensable que les trochisques soient bien en contact avec le chancre que l'on veut empoisonner, frapper de mort; car, ainsi que nous l'avons souvent observé à la Salpêtrière, où nous sommes parvenu à guérir bon nombre de cancers réputés incurables par des chirurgiens de premier mérite, les trochisques n'auraient presque jamais la moindre action sur le cancer s'ils étaient trop enfoncés, ou placés trop loin, en contact seulement avec les tissus sains qui l'avoisinent ou qui lui servent de base.

Le peu de danger qu'il y a à porter le fer rouge,

ou à appliquer des pâtes caustiques sur le col de l'utérus, nous fait croire que des trochisques d'arsenic, plantés dans l'épaisseur des champignons cancéreux qui se développent sur cette région de l'organe gestateur, pourraient donner le meilleur résultat. En effet, ils réussiraient bien mieux que le fer rougi à blanc, dont l'action est si promptement limitée par l'escarre qu'il produit, bien mieux surtout que les pâtes d'arsenic et de Vienne, qui, délayées et entraînées par différents liquides, abandonnent bien vite le tissu morbide pour se répandre sur les parties saines où elles engendrent des excoriations qu'accompagnent les plus vives douleurs.

Nous ne faisons aucun doute qu'au moyen de trochisques arsenicaux appliqués d'après un procédé que la nature de ce travail ne nous permet pas de reproduire, on ne parvienne à guérir quelques-uns de ces cancers utérins qui font succomber un si grand nombre de malades, après avoir enduré, souvent pendant longues années, les tortures les plus atroces et après être arrivées au dernier degré du marasme.

L'action des pois, des trochisques arsenicaux est accompagnée d'un certain nombre de phénomènes locaux et généraux. Ainsi, d'ordinaire, une douleur locale suit de près leur application, puis un cercle inflammatoire circonscrit la partie dans laquelle on les a logés, un travail d'élimination s'établit, le chancre s'isole, s'ébranle, tombe et laisse à nu les tissus sains qui deviennent la base de cicatrices solides et résistantes.

Disons un mot de chacun de ces phénomènes.

Les douleurs qui accompagnent l'action des pois arsenicaux sont essentiellement variables en intensité et en durée. Tantôt elles sont assez vives pour priver le malade de repos et de sommeil pendant les deux ou trois premiers jours qui suivent l'application ; le plus souvent elles sont supportables ; dans quelques cas assez rares, elles sont presque nulles, et cependant le médicament n'en produit pas moins son effet : d'autres fois, enfin, ces douleurs sont moindres que celles que causait le chancre avant l'emploi de l'arsenic. Elles durent ordinairement un, deux, trois et quatre jours, en perdant graduellement de leur intensité.

Sous leur influence, les parties voisines du mal se congestionnent, deviennent plus chaudes, prennent un aspect rosé ; puis, vers le troisième ou le quatrième jour, un gonflement inflammatoire cercle le chancre que l'arsenic a empoisonné. Ce gonflement est parfois assez peu sensible pour faire craindre l'insuffisance du caustique ; parfois plus prononcé, il semble que l'arsenic ait porté trop loin son action et que l'on doive chercher à la neutraliser. Il faudra cependant s'abstenir de tous les moyens propres à en atténuer les effets, car il est d'expérience que les accidents se calment facilement et que les résultats du caustique sont d'autant plus assurés peut-être qu'ils ont été plus intenses. Dans certains cas enfin le gonflement est de nature œdémateuse.

C'est vers le quatrième ou le sixième jour qu'apparaît le travail d'élimination. On voit alors des suppurations s'établir sur les limites des tissus sains et du tissu cancéreux. Elles commencent par isoler les bords du chancre; puis, gagnant les parties plus profondes, elles vont s'établir au-dessous de sa base, le soulever, l'isoler et en déterminer la chute, après avoir détaché, rongé les prolongements, les espèces de racines qu'il envoie dans l'épaisseur des parties saines sur lesquelles il repose. C'est ordinairement du quinzième au trentième jour que la chute est définitivement opérée.

Le tissu morbide est tombé, le tissu sain est mis à nu ; il existe une plaie recouverte d'un enduit grisâtre et muqueux. On recouvre cette plaie de pansements simples , et bientôt on la voit se dépouiller de son enduit, se déterger, prendre un bel aspect, se recouvrir enfin de bourgeons charnus qui deviennent rapidement la base de cicatrices douces, élastiques et solides.

Dans les premiers jours qui suivent l'application du caustique arsenical, on observe d'habitude, comme phénomènes généraux, un peu de malaise, d'abattement, d'insomnie, de fièvre. Rarement on voit survenir des nausées, des envies de vomir, des vomissements, à moins que la dose d'arsenic ait été trop forte, qu'on ait appliqué en une seule fois un trop grand nombre de trochisques ou qu'on en ait fait différentes applications à des époques trop rapprochées, alors qu'il existait encore dans l'organisme une certaine quantité d'arsenic absorbé. Si ces accidents toxiques devenaient assez graves pour inspirer de l'inquiétude, il faudrait se hâter d'enlever le caustique et de donner des boissons excitantes, de l'eau vineuse, du vin pur, de l'eau-de-vie, de la teinture de cannelle, de l'opium, etc.

En faisant connaître le secret des empiriques *guérisseurs de chancres*, la composition de leurs pois, leur mode d'application et les différents phénomènes qui accompagnent leur action; en indiquant les précautions que nécessite leur emploi, la dose à laquelle l'arsenic doit être employé et les moyens de combattre les accidents qui peuvent en suivre l'usage; en montrant aussi les résultats qu'on pourrait en attendre contre les cancers si communs de la matrice, nous avons cru rendre un véritable service, sinon à la science, du moins à la pratique, persuadé que nous sommes, comme nous l'avons annoncé en un Mémoire publié dans plusieurs journaux de la science, de la supériorité des caustiques arsenicaux contre les affections cancéreuses externes.

Les heureux résultats qu'entre les mains d'hommes éclairés peut produire le caustique que nous venons de ravir à l'empirisme nous feront pardonner, espérons-le, notre excursion hors du charlatanisme.

Guérit-tout ou charlatan aux urines. — Bien des siècles se sont écoulés déjà, depuis que, dans l'inspection seule des urines, on cherche à reconnaître les mille dérangements auxquels est assujetti notre mécanisme.

Des hommes bien intentionnés, et de ceux-là qui font marcher la science, s'en sont occupés à toutes les époques, et pourtant leurs laborieuses recherches n'ont jusqu'à présent abouti qu'à nous faire reconnaître le siége et la nature de bien peu d'affections.

Ce sont la gravelle, le diabète sucré, la maladie de Brigt, les pertes séminales, les inflammations, les dégénérescences des voies urinaires, et leurs communications avec le canal intestinal.

Vouloir maintenant aller au delà serait se tromper grossièrement et tomber dans ce ridicule charlatanisme qui eut cours pendant les douzième et quinzième siècles, qui précédèrent la renaissance des études médicales.

Nous voulons parler de l'uromancie. Ses adeptes se vantaient de reconnaître, à l'aspect d'une fiole d'urine, si on les consultait pour un homme ou une femme, un enfant ou un vieillard, la nature de la maladie, son commencement, sa fin. Comme dans un miroir fidèle, ils y voyaient la constitution, le tempérament de chacun : celui-ci était colère, celui-là triste et mélancolique. Les plus habiles y découvrirent même la chambre du malade, son lit, la couleur de ses rideaux et bien d'autres choses *ejusdem farinæ*.

Pendant toute la période dont nous avons parlé plus haut, les prophètes aux urines s'étalaient au grand jour, dans le centre des populations où ils se trouvaient fort en honneur et prisés infiniment.

Tout, en effet, contribuait à cela : l'ignorance du peuple, voire même des classes aisées, et la rareté de vrais médecins. Les idées de cabale, d'uroscopie, d'incantation y concouraient également.

Joignez à cela quelques heureuses sottises, et vous aurez la raison de la vogue inimaginable des uromanciens (1).

Aujourd'hui que les magnétiseurs, les homœopathes, les dépurateurs exploitent le citadin, les uromantes, pourchassés des grandes villes, ont dû se réfugier dans les campagnes.

Là, par exemple, ils pullulent. Et toujours, comme par le passé, il leur suffit d'interposer entre leur œil et la lumière une fiole, dont la teinte grossière dénature le plus souvent la couleur normale de son contenu, pour vous indiquer, à l'instant même, vos maladies passées, présentes et futures.

Voici, du reste, le double fond du gobelet; en d'autres termes, voici, à quelques variantes près, comment en général nos inspecteurs d'urines établissent et leur omniscience et leur réputation.

Un pauvre diable, que tourmente telle ou telle affection, engage un frère, un ami à mettre son urine en bouteille pour la présenter, en l'appuyant de la bagatelle de trente à quarante francs, à l'un de ces savantissimes.

Ce frère, cet ami arrive au sanctuaire; le dieu en est absent, mais sa digne compagne ou sa charitable gouvernante est là pour faire les honneurs.

(1) Une dame députe sa camériste chez un uromante avec une bouteille de son urine; la pauvre fille perd en route la précieuse liqueur, mais répare ingénuement ce malheur en la remplaçant par de l'urine de vache. O prodige! l'Esculape s'écrie aussitôt : « Dites à votre maîtresse qu'elle mange beaucoup trop d'herbes... »

Celle-ci pousse la complaisance jusqu'à s'apitoyer sur des maux qu'on lui a préalablement expliqués. Puis arrive le sauveur demandé.

Ici, ce sauveur se présente sous l'apparence d'un bon propriétaire, recouvert d'un paletot de pacotille; là, plus populaire encore, il a pris tout bonnement la forme d'un laitier, coiffé du bonnet de coton traditionnel, maculé du contact de ses vaches et répandant de tout son individu une agréable odeur de fumier.

Inutile d'ajouter que le colloque de la ménagère et du solliciteur a été saisi du cabinet voisin.

On procède à l'opération. Sans mot dire, notre médicastre s'empare de la précieuse liqueur, la regarde, la flaire, la goûte même quelquefois, et après l'avoir remuée, tourmentée en tous sens, il commence à détailler, avec un air capable, ce qu'il a entendu, il y a à peine une minute.

Vous comprenez la stupéfaction, l'ébahissement du badaud. La bouche ouverte, les yeux écarquillés, il n'en peut revenir. Voilà qu'on lui a appris, sans rien lui avoir demandé, que sa femme est enceinte, que son frère a telle maladie, que lui-même a peur de la gober. Plus de doute : l'élu qui sait tout cela est un vrai guérit-tout. Aussi le badaud en question reçoit-il, après avoir offert, le front coloré d'une rougeur pudibonde, le petit sac d'écus qu'on daigne accepter, reçoit-il, disons-nous, avec une sainte confiance le spécifique qui doit guérir instantanément un mal inconnu à tous les médecins du pays.

Le traitement commence; le médecin ordinaire

est congédié. Le mal paraît empirer un peu; mais bah! l'efficacité du remède ne peut tarder à se faire sentir. Tout vient à point à qui sait attendre. En effet, la sanation est bientôt aussi complète que possible; car le registre aux décès de la paroisse s'est ouvert pour apprendre à tous présents et à venir le nouveau miracle du célèbre guérisseur.

L'uromante peut également avoir une demeure attenante à un cabaret. Dans ce cas, c'est l'aubergiste chez qui le porteur d'urine vient chercher au fond de quelques verres de trois-six l'assurance nécessaire pour contre-balancer l'émotion que doit inspirer la présence du grand homme, qui se trouve le compère obligé de l'omniscience du médicastre.

Parfois, mais ce cas est rare, on rencontre parmi les experts en urine des médecins, nous le disons en rougissant, auxquels on ne peut refuser quelques connaissances sur certaines affections. Ceux-là s'y prennent autrement. Par quelques questions indirectes ils vous soutirent un à un les divers phénomènes qui doivent trahir l'essence du mal. Cela fait, ils vous déroulent immédiatement ceux qui s'y rattachent de toute nécessité.

A défaut de documents satisfaisants, l'oracle se renfermera dans des banalités, vous débitera des mots inintelligibles, quelques insignifiances également applicables à tous les cas pathologiques.

Telles sont à peu près les jongleries habituelles de nos Calchas uromantes.

Voici leur spécifique. Chacun d'abord a le sien; c'est un patrimoine que lui ont légué ses ancêtres et qui, bien entendu, s'est considérablement amélioré en ses mains. Chez l'un, c'est une fiole miraculeuse; chez l'autre, c'est une bouteille incomparable, laquelle, par parenthèse, ainsi que notre frère l'a récemment observé dans un cas qui a failli être mortel, laquelle, disons nous, renferme un purgatif violent. Viennent ensuite : le baume de tolu, le sirop des cinq racines, et d'autres drogues plus primitives aussi sales que dégoûtantes.

Purement philanthropiques, leurs consultations sont toujours gratuites; mais pour la drogue, c'est différent. Chacun vend son arcane au centuple de sa valeur. Cet arcane, il est vrai, va à toutes les maladies comme une selle à tous chevaux. Aussi conçoit-on facilement qu'il soit inestimable.

L'habitant des villes, plus éclairé, repoussant ces grossiers charlatans, d'autres se sont présentés, aux allures scientifiques, qu'un jury médical brevetant pour exercer légalement a mis en circulation avec privilége d'impunité.

Ce sont :

L'*Homœopathe*. — Faisant surtout métier de rançonner ces incurables imaginaires qui traînent leur bilieuse hypochondrie d'empirique en empirique.

Si l'homœopathe est capable, s'il connaît nos infirmités et les moyens de les combattre, que fait-il? rien de plus que les vrais médecins. Il ajoute seulement pour prestige, aux remèdes prescrits, quelques doses infinitésimales de sa panacée; mais s'il n'est qu'homœopathe, il s'en tient tout bonnement à ses imperceptibles globules et abandonne les malades, après ample rémunération, aux soins si souvent impuissants de la nature.

Le *Magnétiseur.*—Faisant déchiffrer dans l'ouvrage si compliqué du corps humain le siége, la nature, l'étendue, la gravité des mille maux auxquels il est assujetti, pour ensuite formuler un traitement infaillible.

Ces bouffonneries aboutissent nécessairement à voler les malades, cela est incontestable ; mais là se bornent tous les effets du magnétisme animal en fait de médecine.

C'est de la science de Mesmer surtout que l'on peut dire : *Multa ficta, pauca vera*, en ajoutant que cette science est aussi inutile à la pathologie que dangereuse à la morale.

Le *Médecin chimiste.* — Ne voyant dans toutes les maladies que des produits purement chimiques.

La machine humaine en souffrance ou fonctionnant irrégulièrement n'est pour ce savant qu'un vaste laboratoire avec ses fermentations, ses effervescences et ses combinaisons pathologiques, alcalines ou acides, susceptibles d'être neutralisées par son divin réactif, *poudre de niais* vendue au poids de l'or.

Le *Dépurateur.* — Pour celui-ci plus de maladies incurables. Toute infirmité, quelle que soit sa gravité, cède à son spécifique végétal, dépuratif qui ne dépure rien, absolument rien, si ce n'est cependant des dupes au profit des escrocs, il faut le dire, appelant *un chat un chat, et Rolet un fripon.*

Les *Guérisseurs d'asthme, de phthisie, de gas-*

trite, etc., etc. — Ces Fontanarose courent la province, distribuent des pilules fondantes et de l'eau dissolvante. Pilules et eau dont l'unique propriété est de fondre, de dissoudre, non le mal, mais la poche ou l'escarcelle.

L'*Oculiste ambulant*. — Quelle gravité! quel air noble et capable! combien les malheureux aveugles vont lui devoir de reconnaissance! Bientôt, en effet, quoique aussi aveugles que par le passé, ils vont voir qu'aussi peu clairvoyants au moral qu'au physique, ils se sont, une fois de plus, laissés leurrer par un chevalier d'industrie.

D'autres exploiteurs de même espèce, plus savants peut-être et plus dangereux partant, forgent des *livres de médecine populaire* qu'ils vendent tantôt seuls, d'autres fois flanqués d'un médicament de leur invention.

Ici apparaissent avec leur drogue et leur factum ceux qui parlent humeurs.

Humeurs! ce mot dit tout; aussi pille-t-on leur manuel et leur médecine, *vomi-purgatif* qui a fait des victimes par milliers.

Ces intrépides Purgons, qui voient partout des ordures peccantes à chasser, ont compté et comptent encore aujourd'hui un assez joli contingent de fidèles.

D'autres rêvent que les neuf dixièmes des maladies sont produits par le développement de parasites microscopiques qu'un agent destructeur des mites tue infailliblement.

Là-dessus, ces illuminés se mettent à l'œuvre,

passent en revue la série de nos infirmités, en indiquant, pour chacune d'elles, les formes variées de leur spécifique, et fabriquent ainsi un livret qu'ils jettent en pâture aux demi-savants. La spéculation est assez lucrative.

La lecture de ces livres de médecine populaires: *Avis au peuple sur sa santé*, *Manuel de santé*, *Conseils aux mères sur les maladies de leurs enfants*, *La santé pour tous*, etc., etc., a déjà coûté la vie à plus d'hommes que la guerre la plus meurtrière n'en a fait mourir.

Ces ouvrages, rédigés par la médiocrité pour l'ignorance, comme le dit Richerand, donnent des idées fausses, les erreurs y abondent, car il n'y est tenu aucun compte du siége du mal, de sa nature, de son étendue, de l'âge, du sexe, du tempérament, de la saison de l'année, du climat et de ces mille idiosyncrasies qui font varier à l'infini le traitement de nos maladies.

Ces négociants en maladies, Homœopathes, Magnétiseurs, Dépurateurs, Médecins chimistes, Guérisseurs de phthisie, Oculistes ambulants, etc., procèdent tous, pour arriver à la vogue et à la fortune (1), de la même manière.

Tapisser nos murailles de pancartes omnicolores, couvrir la quatrième page des journaux de perfides annonces, publier des feuilletons sous forme de ro-

(1) Les sommes que réclament ces charlatans pour la rémunération de leurs services sont véritablement fabuleuses. On voit de pauvres domestiques et de malheureuses familles leur donner le fruit de plusieurs années d'économie.

mans plus ou moins moraux, inonder nos villes de leurs prospectus mensongers, d'ignobles petits livres où ils se couvrent impudemment de titres usurpés et ridicules, tels sont leurs moyens habituels.

Ajoutons que l'on trouve, dans leurs honteuses publications, le pompeux éloge de leur incomparable panacée, le magnifique étalage de cures merveilleuses forgées pour tous les genres de maladies, une énumération complète de certificats obtenus, Dieu sait comme, et enfin des attaques furibondes contre leurs devanciers ou leurs rivaux, voire même des accusations calomnieuses contre les hommes les plus élevés dans la science médicale.

Une concurrence aussi active que coupable, nous avons honte à le dire, est faite aux charlatans de haut et bas étage par certains boutiquiers d'orviétan. Ceux-ci badigeonnent les vitraux de leur officine de scandaleuses annonces, font de cette échoppe d'affiches une halle où ils vous distribuent des consultations gratuites, vous emplissent de drogues, et vous arrachent, toujours gratuitement, le dernier sou, avec le regret, s'il en est autrement, de n'avoir pu vous faire passer à travers le corps toute leur ignoble apothicairerie.

Il nous resterait, pour clore cette liste déjà fort longue, mais encore bien incomplète, à parler du savoir-faire aux mille ruses charlatanesques et du *Robert-Macairisme médical.* Mais le temps nous presse. Arrêtons-nous. Du reste, toujours mêmes appâts trompeurs, toujours même but : le *gain* ;

même résultat : la *déception ;* toujours, en un mot, des dupes et des fripons.

Les maladies pour lesquelles la foule court chez le charlatan sont habituellement les affections chroniques.

Nous les rangeons en trois catégories :

Les premières sont essentiellement incurables ; les secondes doivent céder aux efforts de la nature aidés par le temps et un régime convenable ; les troisièmes exigent impérieusement, pour disparaître, le secours d'une thérapeutique éclairée.

Cette division tripartite indique à elle seule combien les panacées de l'empirisme doivent être infructueuses, combien même elles doivent faire de victimes.

Et en effet, en ce qui concerne les incurables, que le charlatan ne les guérisse pas, cela se conçoit. On ne lui demande pas des cures miraculeuses ; ce qu'on lui demande, c'est de ne pas administrer, soit stupidement, soit en connaissance de cause, des remèdes incendiaires qui, en agissant au bénéfice du mal, viennent empirer le désordre fonctionnel, exaspérer les douleurs et accélérer la mort ; ce qu'on lui demande, c'est de laisser le patient entre les mains de ceux qui peuvent, dans ces cas désespérés, prévenir certains accidents, ménager les forces, manœuvrer enfin de manière à faire une retraite aussi belle que possible pour arriver au trépas d'un homme qui, loin de mourir dans les tortures d'un damné, s'éteindra, au contraire, insensiblement au milieu des consolantes espérances d'une guérison prochaine.

S'agit-il des maladies qui doivent céder au temps, aux soins hygiéniques, contre lesquelles le rôle du médecin est d'éloigner les complications qui en retardent la marche et de prévenir les obstacles aux tendances salutaires; que peuvent faire les fioles, les pilules? Entraver l'organisme, augmenter le dérangement morbide et souvent le rendre incurable. On sait alors ce qui arrive.

Quant à ces affections qui réclament, de toute nécessité, pour disparaître, un traitement approprié, appliqué avec méthode et persévérance, elles deviennent mortelles encore, par suite des sottes recettes du charlatanisme. Ces drogues, en effet, stimulent non-seulement les accidents nés, mais enfantent même ceux qui sans elles ne devraient jamais naître.

Ces résultats du charlatanisme, *faire mal ou ne rien faire, tuer ou laisser mourir*, n'ont rien d'étonnant.

On le comprendra facilement, la moindre réflexion suffisant à démontrer que la médecine n'est point une science d'inspiration.

Pour reconnaître, en effet, les infirmités humaines au milieu des symptômes disparates et insolites qui en masquent souvent la physionomie, pour en saisir les complications et arriver à une médication appropriée à la nature de ces infirmités, à leur siége, à leur degré de gravité, il faut de l'aptitude, des études prolongées, des connaissances spéciales.

D'où la conclusion que les charlatans sont tous autant de pourvoyeurs des pompes funèbres, autant de suppôts de fossoyeurs, et qu'à le bien prendre il vaut mieux être malade sans eux que valide entre leurs mains.

Complétons notre travail par l'indication des moyens propres à amener, sinon la destruction complète, chose impossible, du moins l'affaiblissement des préjugés et la répression du charlatanisme en médecine.

Que les médecins, secondés par le clergé, les instituteurs, les hommes éclairés, s'efforcent de faire voir tout l'absurde, tout le danger des erreurs populaires en matière médicale, et bien des sottes croyances, dont le long martyrologe s'agrandit journellement, s'affaibliront et finiront par s'éteindre.

Pour ce qui est de l'hydre du charlatanisme, si l'on ne peut la terrasser, l'anéantir, il sera au moins facile d'en diminuer les victimes.

Il faudra, pour cela, d'abord prouver, ce que chacun peut faire, que la niaiserie populaire fait seule le génie, la vogue et la fortune de l'empirisme; il faudra ensuite que le pouvoir, qui tous les jours multiplie les preuves de sa sollicitude pour les classes souffrantes, complète son œuvre de philanthropie, en éditant une législation mieux répressive des iniquités des guérisseurs avec ou sans brevet.

En frappant le charlatanisme, hideux vampire, ne se nourrissant qu'aux dépens de la vie de tous, ce pouvoir inscrira noblement sur son drapeau : *Santé publique*.

Espérons donc que bientôt des pénalités sévères et sagement graduées, afin que les tribunaux n'aient point à reculer devant leur application, viendront soustraire la masse ignorante à ce trafic impudent qui ruine, torture, estropie et empoisonne toutes les fois que la nature médicatrice n'a pu tout à la fois triompher et du mal et de son remède.

Ces lois tutélaires promulguées, les médecins, les administrations locales se feront un devoir de signaler à l'autorité les infractions aux règles de la police médicale, d'arracher le masque à qui en porte, et de détruire ainsi ce mortel prestige de science à l'aide duquel les charlatans de tous âges ont fait de si nombreuses victimes.

TABLE DES MATIÈRES

CHAPITRE Ier.

Des Préjugés 5

CHAPITRE II.

Charlatanisme 18

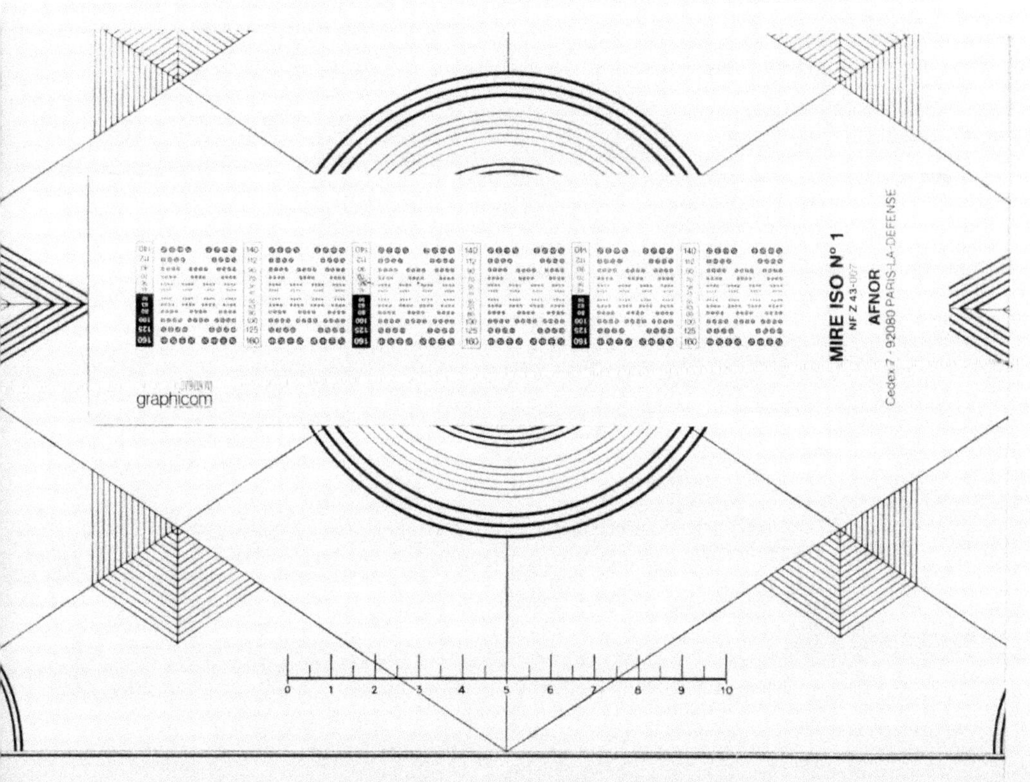

SERVICE PHOTOGRAPHIQUE

www.ingramcontent.com/pod-product-compliance
Ingram Content Group UK Ltd.
Pitfield, Milton Keynes, MK11 3LW, UK
UKHW021033180726
13838UKWH00004B/1772